Andreas Ende

Heilmittel der Natur

Manuka

Das neuseeländische Teebaumöl gegen Hauterkrankungen
und Erkältungen, für Körperpflege und Schönheit nutzen

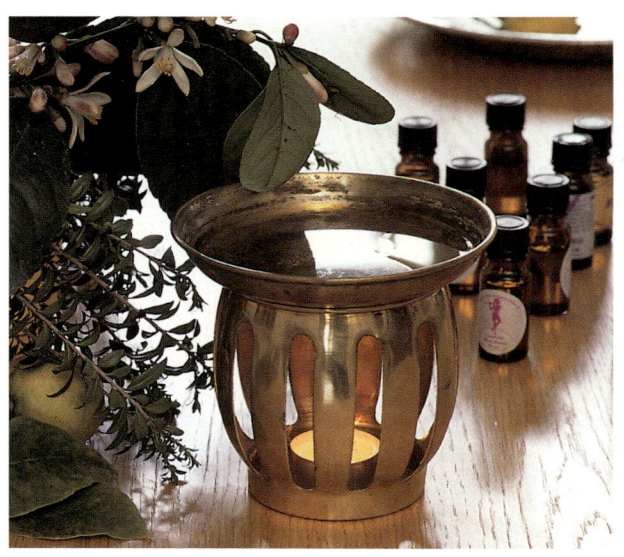

Südwest

Inhalt

Heilmittel mit Tradition und Zukunft
5

Manuka in der heutigen Medizin   5
Botanik des Manuka   6
Europäer entdecken das Manukaöl   9
Erfolgreiche Anwendung in der Praxis   11
Die Inhaltsstoffe von Manuka   13

Optimale Anwendung – optimale Therapie
21

Ernte und Ölgewinnung   21
Einkauf und Lagerung   23
Viele Anwendungsmöglichkeiten   26
Aromatherapie   35
Special Ganzheitliche Medizin   38

Krankheiten mit Manuka behandeln
41

Abszesse und Furunkel   41
Akne, Pickel und Mitesser   43
Asthma, Bronchitis und Husten   44
Blasen- und Harnröhrenentzündung   48
Darmpilze   49
Hautentzündungen   50
Frostbeulen und Hühneraugen   53
Hämorrhoidalleiden   55

Der Manuka-baum ist ausschließlich in Neuseeland zu finden und stellt dort inzwischen einen bedeutenden Wirtschaftsfaktor dar.

Herpes simplex und Gürtelrose 56

Hautpilze und Nagelfalzentzündung 59

Infektanfälligkeit, Halsweh, Grippe 62

Krampfadern 70

Unterschenkelgeschwüre 72

Läusebefall und Krätze 73

Muskelschmerzen und Hexenschuss 76

Nebenhöhlen- und Ohrenentzündung 78

Rheumatische Erkrankungen, Gicht 81

Vaginalpilz und Vaginalentzündung 83

Warzen, Wundliegen und »Wolf« 85

Zahnschmerzen, Karies, Mundgeruch 87

Special Babypflege mit Manuka 90

Erste Hilfe mit Manuka

93

Manuka bei Sportverletzungen 93

Blasen und Wunden 95

Verbrennungen 97

Insektenstiche und Insektenbisse 98

Auch in der Schönheitspflege lässt sich Manuka vielseitig einsetzen. Besonders bei Haut- und Haarproblemen entfaltet es seine regulierende Wirkung.

Kosmetik, Haushalt und Tierpflege

101

Milde und wirksame Schönheitspflege 101

Manuka im Haushalt 105

Tierpflege mit Manuka 107

Über dieses Buch 110

Register 111

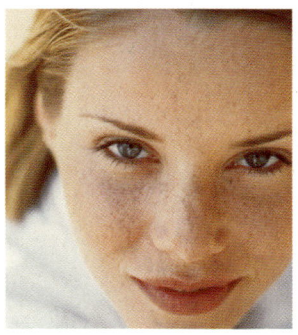

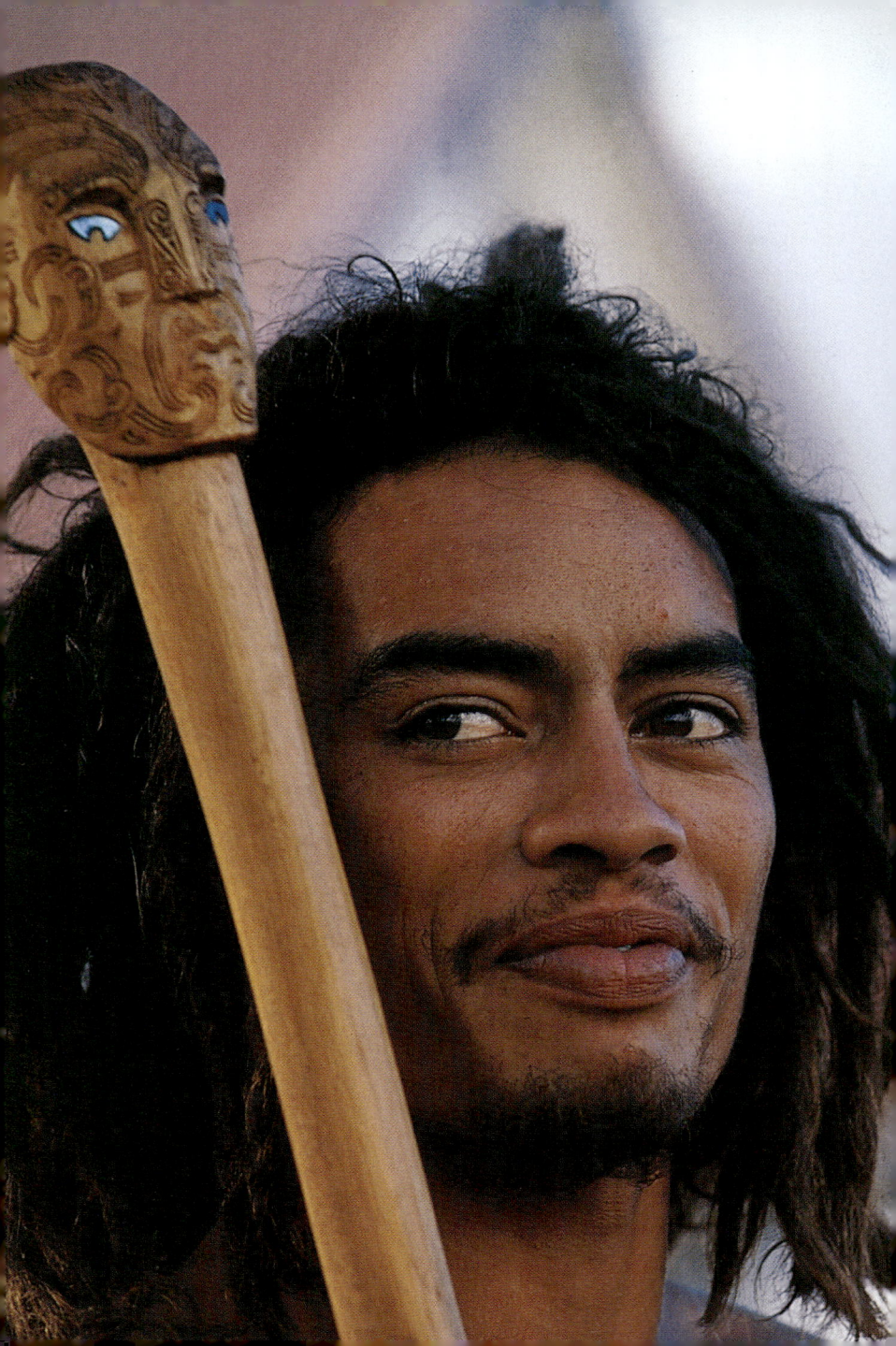

Heilmittel mit Tradition und Zukunft

Der Name »Manuka« geht auf die Ureinwohner von Neuseeland zurück. Sie bezeichnen damit eine besonders hochwertige Gattung von Teebaum mit dem botanischen Namen »Leptospermum scoparium«. Das aus den Blättern dieses speziellen Teebaums gewonnene Öl zählt zu den ältesten Heilmitteln der Menschheit. Mit Manukaöl lassen sich die unterschiedlichsten Störungen, Krankheiten und Verletzungen erfolgreich behandeln. Welche Eigenschaften hat Manuka? Und wie wurde es für uns wieder entdeckt?

Manuka in der heutigen Medizin

Pflanzliche Heilmittel gehören zu den ältesten Medikamenten des Menschen. Doch im Zug der wissenschaftlichen Spezialisierung der Medizin wurde die Pflanzenheilkunde durch künstlich hergestellte Medikamente und einseitige Therapiemethoden verdrängt. Die Schattenseiten dieser Entwicklung bekommen wir schmerzhaft zu spüren: die Vernachlässigung seelischer und geistiger Krankheitsursachen durch Spezialisten, die immer weniger Zeit haben und synthetische Medikamente mit erheblichen Nebenwirkungen verschreiben, kurz: eine Missachtung des Patienten als ganzheitliche Persönlichkeit. Daher finden natürliche Heilmittel in jüngster Zeit vermehrt Interesse. Als große Wiederentdeckung gilt das Teebaumöl (Melaleuca alternifolia). Das kostbarste Teebaumöl ist das Manuka.

Warum eigentlich arbeiten Naturmedizin und Schulmedizin so oft gegeneinander? Für das Wohl des Patienten wäre eine Zusammenarbeit, die sich jeweils die Vorteile des anderen zunutze macht, sicher günstiger.

Das Immunsystem stärken

Anders als viele synthetisch hergestellte Präparate beseitigen Naturheilmittel nicht nur die Symptome einer Krankheit, sondern unterstützen den eigentlichen Genesungsprozess und fördern die Selbstheilungskräfte des Körpers. Der große Vorteil von Teebaumölen und von Manuka ist ihre das Immunsystem stabilisierende Wirkung. Immer mehr Krankheitserreger werden gegen eine Antibiotikabehandlung widerstandsfähig (resistent). Sie können durch diese Mittel also nicht mehr erfolgreich bekämpft werden. Deshalb sind Manuka und Teebaumöle für die Vorbeugung und Behandlung vieler Krankheiten mittlerweile unentbehrlich. Ebenfalls unentbehrlich ist Teebaumöl wegen seiner antibakteriellen Wirkung: Nach der Anwendung von Teebaumöl auf ungewaschenen Händen ergab die Zählung der Bakterien eine Reduzierung von 3000 auf 3 pro 50 Quadratzentimeter Hautfläche. Hände, die mit destilliertem Wasser gewaschen wurden, waren hingegen noch mit 2000 Bakterien besiedelt.

In Eastcape (Neuseeland) werden die Blätter des wilden Manukabaums gesammelt und zu einem hochwertigen Öl mit einer besonders günstigen Kombination von Inhaltsstoffen verarbeitet. Öl aus diesen Sammlungen ist auf dem Etikett als solches gekennzeichnet.

Botanik des Manuka

Alle Teebaumarten gehören – zusammen mit Eukalyptus, Muskatnuss und Gewürznelke – zur Familie der Myrtengewächse (Myrtaceae). Myrtengewächse sind robust; sie gedeihen auch unter widrigsten klimatischen Bedingungen und auf nährstoffarmen Böden.
Ihre Heimat sind die tropischen und subtropischen Gebiete. Der Manukabaum ist immergrün, hat schmale, spitze, federnartige Blätter und eine helle papierartige Rinde.

Vor- und Nachteile für die Landwirtschaft

Für die konventionelle Landwirtschaft war die Robustheit der Teebäume nicht gerade von Vorteil. Nicht selten mussten die Bauern ihre Äcker verlegen, weil sich eines der Myrtengewächse darauf breit machte: Ihre Ausrottung war fast unmöglich. Verblieben nur wenige Fasern des Wurzelgeflechts im Boden, so entstand erneut eine Pflanze. Seit seiner Wiederentdeckung als Heilpflanze gilt der Manukabaum als Nutzpflanze. Für Neuseeland ist die Ölgewinnung zu einer der wichtigsten Einnahmequellen geworden, denn Manuka ist ein qualitativ sehr hochwertiges Öl. Die Nachfrage übersteigt das Angebot deutlich. So wurden im Jahr 1995 rund 170 Tonnen australisches Teebaumöl exportiert, aber nur etwa sieben Tonnen Manukaöl. Die Ursache: Kosten für Ernte und Ölgewinnung sind bei Manuka deutlich höher als bei herkömmlichem Teebaumöl.

Manuka ist zu einem bedeutenden Wirtschaftsfaktor geworden, und die Maoris sind inzwischen nicht nur Erntehelfer der Konzerne, sondern auch eigenständige Manager vor Ort.

Unkompliziert im Anbau ...

Die Vermehrung von Manuka erfolgt über Samen, die nach sieben bis zehn Tagen keimen. Schon die Setzlinge mit einer Höhe von 12 bis 15 Zentimeter sind sehr widerstandsfähig. In einer Plantage werden rund 30 000 bis 50 000 solcher Setzlinge pro Hektar gepflanzt. Sind die Pflanzen zwei Jahre alt, kann die erste behutsame Ernte erfolgen.

Die Heimat des Manuka- und des Teebaums

Der Teebaum ist hauptsächlich im Südosten und im Westen Australiens angesiedelt, außerdem in Tasmanien, Neuseeland, Neuguinea und Südostasien. Manuka ist ausschließlich in Neuseeland beheimatet.

... aber kompliziert zu ernten

Das Ernten geschieht auch heute noch von Hand. Mit scharfen Macheten werden die Blätter des Manukabaums geschnitten. Warum so viel Handarbeit im Zeitalter der Technik?

Die einheimischen Bäume Neuseelands, vor allem die Südbuche sowie urweltliche Koniferen, sind gerodet. Exotische Bäume, darunter auch Weichhölzer (Pinusarten), wurden stattdessen eingeführt.

Die Bäume gedeihen am besten auf feuchtem Boden. Für den Plantagenanbau bevorzugt man daher Felder in Flussnähe, um die Pflanzen bewässern zu können. Große Schneidemaschinen aber lassen sich auf schlammigem Grund nicht oder nur schwer bewegen. Daher muss auch heute noch von Hand geschnitten und abgeerntet werden. Das Ernteergebnis ist trotzdem beachtlich: Ein Arbeiter trägt pro Tag etwa eine Tonne Blätter zusammen. Das ergibt acht bis zehn Liter Manukaöl.

Natürliche Kreisläufe

Im Allgemeinen schädigt das Schneiden und Ernten der Blätter die Bäume nicht. Manukabäume regenerieren sich nach der Ernte sehr schnell: Sie sind schon im Jahr nach dem Schnitt wieder ertragsfähig. Bis zu 60 Jahre lang können die Manukabäume abgeerntet werden. Der Teebaum erreicht sogar, je nach Art, ein Alter von 150 Jahren und mehr. Mit zunehmendem Alter geht jedoch der Gehalt an ätherischen Ölen zurück, so dass eine jährliche Ernte für die Anbauer dann nicht mehr rentabel ist. Der Anbau in Manukaplantagen erfolgt naturnah und absolut ökologisch, denn:

▶ Teebäume und Manukabäume schützen sich selbst vor Pilzen und Bakterienbefall sowie vor Parasiten, so dass sich der Einsatz von Pestiziden erübrigt.

▶ Als Dünger erhält der Baum die von der Öldestillation übrig bleibenden organischen Abfälle.

Europäer entdecken das Manukaöl

Ein Botaniker in der Besatzung des Weltumseglers James Cook (1728–1779) machte in Neuseeland eine interessante Beobachtung: Medizinmänner der Maoris, der Ureinwohner von Neuseeland, zerdrückten die Blätter bestimmter Bäume, die sie Manuka nannten, und legten sie als Kompressen auf Wunden oder bereiteten daraus Tee. Auch kauten die Maoris Samen und Jungpflanzen zur Behandlung von Magen-Darm-Beschwerden, nutzten die Blätter bei Blasenerkrankungen, Erkältung oder Hautkrankheiten und verwandten die Rinde zur Schlafförderung. Auch die von der langen Seefahrt geschwächte Mannschaft wurde erfolgreich mit einem teeartigen Aufguss aus Manuka behandelt. Teebaum (englisch Tea Tree) taufte daher Kapitän Cook die vielfältige Heilpflanze.

Das erste schriftliche Dokument über den Teebaum findet sich in den Aufzeichnungen des Botanikers Sir Joseph Banks, der in der Besatzung von James Cook nach Australien und Neuseeland kam.

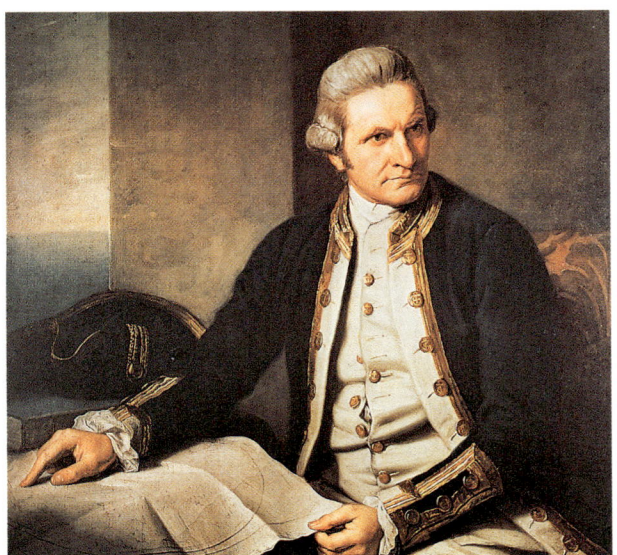

Sein Name ist untrennbar mit der Erforschung der Südsee verbunden: Auf drei jahrelangen Reisen kartografierte James Cook die Küsten von Australien, Neuseeland und Tasmanien, außerdem die Küsten von Hawaii, Tahiti und Neukaledonien.

Insbesondere Sir Joseph Banks, dem Botaniker auf dem Schiff von Kapitän Cook, ist es zu verdanken, dass die Blätter des Teebaums erstmals in englischen Labors erforscht wurden. Dort war man fasziniert von der antiseptischen und bakteriziden Wirkung der Blätter und machte erste wissenschaftliche Aufzeichnungen. Doch nach der anfänglichen Begeisterung geriet das pflanzliche Heilmittel gleich wieder in Vergessenheit.

Die Maoris gaben ihre medizinischen Kenntnisse mündlich weiter. Deshalb hatten die Forscher keinerlei schriftliche Überlieferung, auf die sie hätten zurückgreifen können.

Die Penfold-Studie

Erst in den zwanziger Jahren des 20. Jahrhunderts erlebte das Teebaumöl und mit ihm das Manukaöl eine Renaissance. Dr. Arthur R. Penfold, ein australischer Chemiker und Direktor des Government Museum of Technology and Applied Sciences in Sydney, wurde 1922 vom Staat New South Wales mit der Durchführung einer systematischen Untersuchung des Teebaumöls und seiner Wirkstoffe beauftragt. Er veröffentlichte 1925 seine beeindruckenden Ergebnisse: Antiseptische, keimtötende, Eiter auflösende und Gewebe aufbauende sowie immunabwehrstärkende Eigenschaften wies er dem Öl nach, Nebenwirkungen oder Anzeichen von Unverträglichkeit waren ihm keine bekannt. Penfold

---

Die Entdeckungsgeschichte Neuseelands

● Bereits um 950 wurde das heutige Neuseeland von tahitischen Seefahrern entdeckt; im 14. Jahrhundert wurden die Nordküsten von polynesischen Einwanderern besiedelt.

● Als erster Europäer ging Abel J. Tasman 1642 hier an Land. James Cook umsegelte 1769 Neuseeland und stellte als Erster fest, dass Neuseeland eine Doppelinsel ist.

stellte das Öl der Royal Society von England als zuverlässigstes Erste-Hilfe-Mittel vor. Mit der Penfold-Studie war das Interesse seiner Kollegen geweckt, und in den dreißiger Jahren folgten weitere Untersuchungen, die die erstaunlichen Ergebnisse des australischen Chemikers bestätigten oder ergänzten.

Erfolgreiche Anwendung in der Praxis

Teebaumöl, und damit auch Manuka, enthält eine einzigartige Kombination an Inhaltsstoffen:

▶ Es wirkt gegen Pilze, gegen Bakterien und gegen Viren. Bis heute ist keine andere Pflanze und keine synthetisch hergestellte Substanz mit dieser Dreifachwirkung bekannt. Die keimtötende und antiseptische Eigenschaft des Öls ist um ein Vielfaches stärker als die von Karbolsäure, dem in den zwanziger Jahren am häufigsten verwendeten Antiseptikum.

▶ Gleichzeitig hat das Öl keine giftigen (toxischen) Eigenschaften und gilt damit als besonders gewebeschonend.

Es ist kein anderer (auch kein synthetisch hergestellter) Wirkstoff bekannt, der wie Teebaumöl und Manuka eine Dreifachwirkung gegen Bakterien, Viren und Pilze besitzt.

In guten wie in schlechten Zeiten

Die Entdeckung der chemischen Eigenschaften des Öls war sensationell, und schon in den dreißiger Jahren setzten Chirurgen eine Teebaumölemulsion zur Wundbehandlung ein. Sie löste Eiter auf und beschleunigte dank ihrer antiseptischen Eigenschaften den Heilungsprozess. Als antiseptisches Mundwasser wurde Teebaumöl bei Infektionen im Mund- und Rachenbereich sowie nach Zahnbehandlungen eingesetzt. Im Zweiten Weltkrieg gehörte das inzwischen bewährte Öl zur Grundausstattung der australischen Truppen. Aber auch in Friedenszeiten fand es vielerlei Anwendung.

▶ Es wurde Maschinenölen beigemischt, um bei Verletzung eine Entzündung oder Eiterung der Wunde zu verhindern.

▶ Es wurde als Mundwasser verwendet.

▶ Es wurde zur Erstbehandlung und Desinfektion von Wunden eingesetzt.

▶ Aufgrund seiner antiseptischen Wirkung wurde es Handseifen zur klinischen Desinfektion beigemischt.

Penizillin verdrängt die Teebaumöle

Während man in Australien und Neuseeland weiterhin dem Öl vertraute, und nach dem Ersten Weltkrieg mit dem Plantagenanbau von Teebäumen begann, bekam es in Europa und den USA große Konkurrenz: Alle Welt war begeistert von den neu entdeckten Antibiotika, insbesondere vom Penizillin. Fast jede Infektionskrankheit, so schien es, ließ sich mit Penizillin bekämpfen. Die Folge: In den vierziger Jahren wurde es in den westlichen Ländern sehr still um Teebaum- und Manukaöl. Doch in Australien und Neuseeland wurde es weiterhin

Gegen Viren verabreicht die Schulmedizin so genannte Virostatika, gegen Bakterien Antibiotika und gegen Pilze setzt sie Antimykotika ein.

Resistente Keime

Auch Antibiotika helfen leider nicht immer.

● Durch verantwortungslosen Umgang mit Antibiotika, insbesondere durch Beimischung ins Tierfutter, haben viele Bakterienstämme eine Resistenz (Widerstandsfähigkeit) entwickelt. Von der Wissenschaft müssen im Wettlauf mit dieser Keimresistenz immer neue Stoffe entwickelt werden, oft so genannte Breitband- oder Breitspektrumantibiotika.

● Gegen Viren und Pilze sind Antibiotika ohnehin wirkungslos. Um so wichtiger ist Vorbeugung durch Manuka.

wissenschaftlich erforscht und in immer mehr Bereichen eingesetzt: in der Frauenheilkunde, gegen Pilzbefall, bei Hauterkrankungen und Entzündungen. Man konnte nachweisen, dass das Öl durch seine kleinere Molekularstruktur tiefer in die Haut eindringt als herkömmliche Salben. Zudem werden die eingeriebenen Hautpartien durch das Öl desinfiziert. Berechtigte Zweifel an der Wirksamkeit des Wundermittels Penizillin sowie die verstärkten Bemühungen der Australier und Neuseeländer um ihre einheimischen Öle führten schließlich dazu, dass in den siebziger und achtziger Jahren erneut das Interesse an Teebaumölen geweckt wurde. Man kann geradezu von einem Boom sprechen.

Die Inhaltsstoffe von Manuka

Zwar wissen die Maoris, wofür oder wogegen man Manukaöl verwenden kann, aber ihre Erfahrungen wurden erst später wissenschaftlich erklärt. Bis heute hat das Öl noch nicht alle seine Geheimnisse preisgegeben. So handelt es sich z. B. bei dem Phänomen, dass einzelne im Öl enthaltene Substanzen sich gegenseitig in der Wirkung steigern (Synergieeffekt), noch immer um eine unbewiesene Vermutung.

▶ Manukaöl enthält fast 100 organische Verbindungen, als wichtigste: Terpine, Pinene, Cymene, Terpinole, Cineol, Sesquiterpinene und Sesquiterpinenalkohol.

▶ Darüber hinaus sind in Teebaum- und Manukaöl vier spezielle Substanzen enthalten, die in der Natur sonst äußerst selten vorkommen. Diese vier Substanzen sind: Viridifloren, Beta-Terpinol, L-Terpinol und Allylhexanoat.

Kinder sollten keinesfalls Zugriff zu Manuka haben, denn unverdünnt und in größerer Menge getrunken kann es Störungen im Magen-Darm-Bereich hervorrufen.

Sesquiterpene

Sesquiterpene machen mit etwa 65 Prozent den größten Anteil der in Manuka enthaltenen Substanzen aus. Diese Sesquiterpene wirken in vielerlei Hinsicht positiv:

▶ Sie regulieren die Ausschüttung von Histaminen und anderen Botenstoffen im Körper. Histamin ist ein Gewebehormon, das u. a. bei Allergien eine wichtige Rolle spielt. Durch die allergische Reaktion werden große Mengen Histamin freigesetzt, was charakteristische Beschwerden wie Entzündung, Hautrötung, Quaddelbildung und Juckreiz hervorruft. Sesquiterpene können die Schwere einer allergischen Reaktion mildern oder die Störung sogar ganz verhindern.

▶ Sesquiterpene beschleunigen die Wundheilung und die Regeneration von Haut und Schleimhaut.

▶ Sie wirken beruhigend auf das Nervensystem.

▶ Sie fördern die körpereigene Produktion von Pheromonen, das sind Duft- und Erkennungsstoffe, die individuelle Note eines jeden, vergleichbar dem Fingerabdruck. Pheromone sind es, was wir an einem anderen Menschen riechen können, und sie entscheiden über Sympathie oder Antipathie.

Manukaöl darf nicht in die Augen kommen. Falls das doch versehentlich passiert ist, sollten Sie das betroffene Auge sofort unter fließendem Wasser ausspülen.

Triketone

Triketone machen etwa ein Viertel der Inhaltsstoffe von Manuka aus.

▶ Sie haben eine außerordentlich positive Wirkung bei Pilzerkrankungen der Haut und bei Infekten.

▶ Sie regen das zentrale Nervensystem und die Gehirnaktivität an und sorgen für bessere Konzentrationsfähigkeit.

▶ Sie fördern die Regeneration von Haut und Schleimhaut.

Sesquiterpenole

Rund fünf Prozent beträgt der Anteil der Sesquiterpenole in Manuka. Diese Stoffe haben folgende Aufgaben:

▶ Auch sie wirken regulierend auf eine Vielzahl von Botenstoffen (Transmittersubstanzen) im menschlichen Körper und haben dadurch einen stabilisierenden und ausgleichenden Effekt.

▶ Darüber hinaus wirken sie positiv und harmonisierend auf die Hirnanhangsdrüse (Hypophyse), die Steuerzentrale unseres gesamten Hormonsystems.

▶ Ganz besonders ist aus der Gruppe der Sesquiterpenole das Viridiflorol hervorzuheben, denn es kräftigt das Bindegewebe und die Lymphgefäße. Speziell bei Venenproblemen kann Viridiflorol aufgrund dieser Eigenschaften sehr hilfreich sein.

Monoterpene

Manukaöl enthält rund drei Prozent Monoterpene. Sie üben auf den Organismus einen Reiz aus, wie man ihn auch durch Impfungen herbeizuführen versucht: Sie werden über die Haut aufgenommen und gelangen in die Lymphbahnen und Lymphknoten, wo sie die Bildung neuer Abwehrzellen (Lymphozyten) stimulieren. Vorbeugend wirkt deshalb die Einreibung von Manukaöl an Stellen, wo die Lymphbahnen dicht unter der Haut liegen.

▶ Sie kurbeln die Produktion von entzündungshemmenden Stoffen an und fördern die Herstellung von Kortisol, einem Hormon der Nebennierenrinde. Dadurch können die Monoterpene sowohl Entzündungen und Allergien als auch Schmerzen entgegenwirken.

▶ Darüber hinaus können Monoterpene eine Stimmungsaufhellung herbeiführen.

Manuka ist nicht giftig, aber ausgesprochen wirksam. Bei Schwangeren und bei Kindern unter 18 Monaten sollte es deshalb nur verdünnt angewandt werden. Das gilt auch für Tiere: Junge oder kleine Tiere, vor allem Katzen, reagieren sehr empfindlich.

Cineol

Neben den Terpinen verdankt Teebaumöl seine Heilwirkung der ätherischen Substanz Cineol (weiterer Name: Eucalyptol), die sowohl in Teebaumblättern als auch in Eukalyptusblättern enthalten ist. Bereits 1948 wiesen die Wissenschaftler Penfold, Morrison und McKern in Stichproben nach, dass der Cineolgehalt von 49 Teebäumen in New South Wales zwischen 6 und 16 Prozent schwankte. Was an diesem Ergebnis besonders erstaunte: Die Bäume waren botanisch nicht zu unterscheiden. Neuere Forschungen ergaben sogar, dass der Cineolgehalt der Teebäume zwischen 2 und 65 Prozent schwanken kann.

Es ist bisher nicht gelungen, ein dem Manuka ähnliches und in seiner Wirkung derartig vielseitiges Öl synthetisch herzustellen.

▶ Cineol ist gerade bei Erkältungskrankheiten sehr zu empfehlen. Es hat die seltene Eigenschaft, tief in die Haut eindringen zu können. Doch wirkt es dort in höherer Konzentration (von über 15 Prozent) ätzend. Es verursacht dann möglicherweise starke allergische Reak-

Die exakte Bestimmung der Inhaltsstoffe zeigte, dass seine spezielle Kombination der Wirkstoffe die Einzigartigkeit des Manukaöls ausmacht.

tionen, Hautirritationen oder eine Reizung der Schleimhaut und kann daher den Genesungsprozess erheblich verzögern. Von einem qualitativ hochwertigen Öl kann man folglich nur sprechen, wenn der Cineolgehalt weniger als fünf Prozent beträgt.

▶ Durch seinen äußerst geringen Cineolgehalt von nur 0,17 Prozent ist Manuka ungewöhnlich gut verträglich. Unterschiede in Bezug auf Anbaugebiet oder Erntezeit, wie sie bei Teebaumöl detailliert festzustellen sind, fallen dabei kaum ins Gewicht.

Standardisierung der Inhaltsstoffe

Besonders in den Untersuchungen der Wissenschaftler Dr. A.R. Penfold und Morrison (1946) sowie Dr. E.S. Gunther (1950), Lassak und McKarthy (1983) wurde hervorgehoben, dass man generell Teebaumöl mit geringerem Cineolgehalt verwenden sollte. Diese Vorgabe diente anschließend als Grundlage zur Standardisierung durch den British Pharmaceutical Codex (1949) und für die Standards Association of Australia (1967 und 1985).

▶ Der derzeit in Australien gültige Standard für Teebaumöle legt fest, dass der Terpinengehalt über 30 Prozent und der Cineolgehalt unter fünf Prozent liegen sollte.

▶ Entscheidend ist hier das Mischungsverhältnis zwischen den einzelnen Wirkstoffkomponenten. So fand man z. B. heraus, dass bei Candidamykose (durch Candida albicans hervorgerufene Scheideninfektion) die Wirksamkeit des Öls immer mehr zurückgeht, je niedriger die Konzentration an Alpha-Terpinen, Gamma-Terpinen, Terpinolen und Terpinen-4-ol wird und je höher die Konzentration an Cineol, Limonen und Alpha-Terpineol steigt.

Ihr extremer Lebenswille trug allen Teebaumarten den Ruf ein, unausrottbares Unkraut zu sein. Erst als man ihren Wert als Heilpflanze erkannte, wurden sie im großen Stil angebaut.

Antibakteriell, antiviral, antimykotisch

Der therapeutische Nutzen der Teebaum- und Manuka-öle liegt in ihrer jeweils einzigartigen, künstlich nicht herzustellenden Wirkstoffkombination.

► Vermutlich kommt es hier auch zu synergetischen Effekten, d. h. zwei Wirkstoffe zusammen ergeben mehr als die Summe ihrer Eigenschaften. Sie steigern und potenzieren sich also gegenseitig. Entsprechend breit ist deshalb auch das Anwendungsspektrum dieser Öle. Sie wirken u. a. gegen Bakterien (antibakteriell), gegen Viren (antiviral) und gegen Pilzerkrankungen (antimykotisch).

► In vergleichenden Tests konnte nachgewiesen werden, dass Manukaöl z. B. gegen Staphylokokken und Streptokokken (beides bakterielle Krankheitserreger) um bis zu 20-mal wirksamer ist als die meisten anderen Teebaumöle.

► Wegen seiner komplexen chemischen Struktur ist es fast unmöglich, dass Mikroorganismen resistent gegen Manuka werden.

Keine nennenswerten Nebenwirkungen

Auf mögliche Nebenwirkungen hin untersucht, erwies Manuka sich als kaum toxisch: Es konnten keine nennenswerten Nebenwirkungen festgestellt werden. Während bei herkömmlichen Teebaumölen – immer in Abhängigkeit vom Cineolgehalt – gelegentlich Hautreizungen auftraten, kommt das bei Manuka sehr selten bis gar nicht vor. Auch bei häufiger oder längerfristiger und großflächiger Anwendung rief Manuka keine aggressiven Reaktionen auf der Haut hervor, denn es ist annähernd pH-neutral, greift also den Säuremantel der Haut nicht an.

Um die einzelnen Inhaltsstoffe des Manuka isolieren zu können, ist ein modernes technisches Verfahren, die Gaschromatografie, erforderlich. Dabei werden die einzelnen Komponenten mittels eines Trägergases voneinander getrennt.

MANUKA – DER STECKBRIEF

● **BOTANISCHER NAME**
Leptospermum scoparium

● **KONSISTENZ**
Dickflüssig

● **FARBE**
Hellbraun-gelblich

● **GERUCH**
Erdig, holzig, herb

● **WICHTIGSTE WIRKSTOFFE**

Sesquiterpene	ca. 65 Prozent
Triketone	ca. 25 Prozent
Sesquiterpenole	ca. 5 Prozent
Monoterpene	ca. 3 Prozent
Cineol	ca. 0,17 Prozent

● **EIGENSCHAFTEN**
Antibakteriell

Antihistaminisch

Antimykotisch

Antiviral

Auswurffördernd

Hautregulierend

Entzündungshemmend

Schmerzstillend

Juckreizstillend

Stabilisierend und beruhigend auf die Psyche

Stabilisierend und regulierend auf das Nervensystem

Ungiftig

Sie sollten die Hinweise auf der Verpackung bzw. im Beipackzettel genau lesen und im Zweifelsfall die Zahlen vergleichen, denn nicht die Substanz allein entscheidet über die Wirkung, sondern ihr Anteil an der Gesamtmasse.

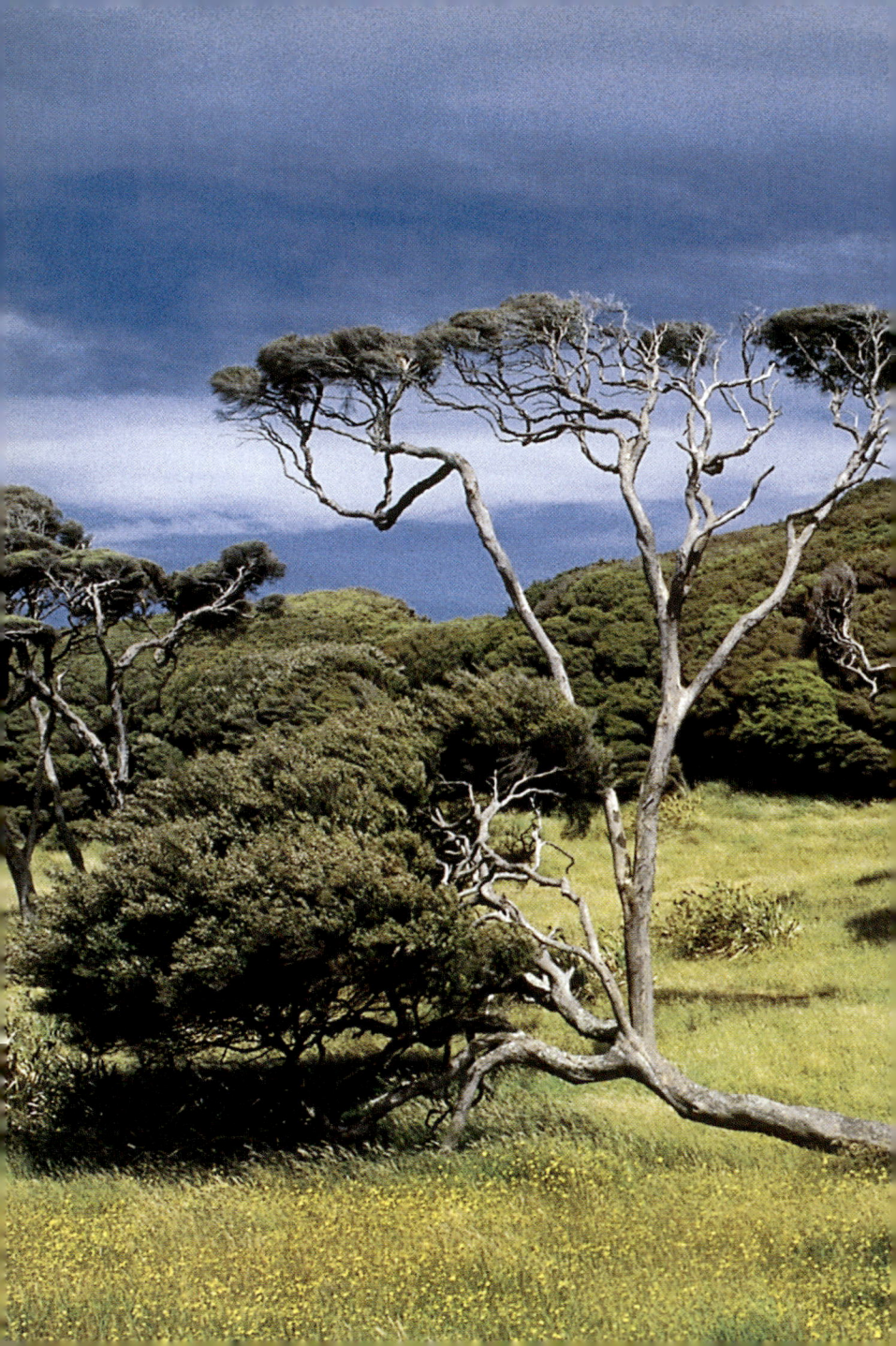

Optimale Anwendung – optimale Therapie

Ist schon das herkömmliche Teebaumöl, das aus den Blättern und kleineren Zweigen des Melaleuca alternifolia gewonnen wird, durch seine Mehrfachwirkung ein ganz außergewöhnliches Heilmittel, so kann Manuka, die »Königin der Teebaumöle«, mit noch mehr positiven Eigenschaften aufwarten. Um sich jedoch mit Manuka optimal behandeln zu können, sollte man einige wichtige Hinweise beachten. Denn für den Verbraucher ist es oft schwer erkennbar, ob er qualitativ gute oder minderwertige Ware bekommt. Schon beim Einkaufen sollte man deshalb genau hinsehen.

Manuka wirkt sehr intensiv. Schon wenige Tropfen genügen. Ein Fünf-Milliliter-Fläschchen, das auf den ersten Blick teuer erscheint, reicht für mehrere Monate.

Ernte und Ölgewinnung

Während der Anbau von Melaleuca alternifolia, also dem australischen Teebaum, inzwischen vielerorts in Plantagen erfolgt und gewissermaßen industrialisiert ist, erinnert die Situation in Neuseeland häufig noch an die australischen Verhältnisse der fünfziger Jahre: Damals gab es in Australien nur noch drei Destillerien von ursprünglich 30 Fabrikationsanlagen für Teebaumöl im Bereich des Bungawalbyn-Tals.

Erschwerte Ernte (siehe Seite 8) und kürzere Lebensdauer der Bäume sowie fehlende industrielle Infrastruktur sind die Hauptgründe, weshalb Manuka teurer ist als das australische Teebaumöl. Erwähnt werden muss jedoch auch, dass das Öl des »Red Manuka« ergiebiger ist, was die Kosten wiederum erträglich macht.

Von Dezember bis Mai

Von Dezember bis Mai, wenn auf der südlichen Halbkugel Sommer ist, wird der Manukabaum abgeerntet. Das ist genau die Zeit, in der er außerordentlich schnell wächst und viele Zweige treibt. Zur Erntezeit hat er deshalb ein busch- bzw. strauchartiges Aussehen. In den schwer zugänglichen und sumpfigen Gebieten der Halbinsel Coromandel beispielsweise erfolgt die Ernte nach wie vor von Hand: Zu Fuß gehen die so genannten Cutter (Schnitter) zwischen den Bäumen hindurch. Mit einer rasiermesserscharfen Machete schneiden sie bis zu einer Höhe von zwei Meter über dem Boden die jungen Triebe der Manukabäume ab. Anschließend werden wiederum mit der Machete die Blätter von den Zweigen abgestreift. Pro Tag erntet ein Cutter bis zu einer Tonne Blätter.

Die Nord- und die Südinsel Neuseelands sind gebirgig. Das Wetter ist infolge der maritimen Lage sehr feucht, und die Gebirge wirken, insbesondere an den Westseiten, als Regenfänger.

Wasserdampf und Kälte

Dampfdestillation ist die traditionelle Form der Ölgewinnung. Die abgeernteten Blätter werden in siloartige Bottiche geschichtet, pro Bottich eine Menge von etwa zwei Tonnen. Als nächstes wird heißer Wasserdampf durch die Grünmasse geleitet. Dieser Dampf sorgt dafür, dass Blattzellen und Blattadern aufbrechen und das auf diese Weise aus den Blattdrüsen frei werdende Öl abfließen kann. In einer Kälteschleife wird die Temperatur dieses Öldampfs reduziert. Dabei verflüssigt sich der Öldampf zu einer Wasser-Öl-Mischung, die in einem Auffangbehälter gesammelt wird. Da das Öl leichter als Wasser ist, schwimmt es als dünne Ölschicht obenauf im Becken und kann leicht abgeschöpft bzw. abgesaugt werden. Ein Liter Öl ist der Ertrag aus 150 Kilogramm Grünmasse.

Geringe Ausbeute

Die Ausbeute bei der Gewinnung von Manukaöl ist leider sehr gering: Nur zwei Prozent der aus den Destillierkesseln abfließenden Menge sind reines Öl, der Rest ist stark aromatisiertes, mit den typischen Manukawirkstoffen angereichertes Wasser. Als ein natürliches Nebenprodukt der Destillation wird es in der Kosmetik sehr geschätzt und findet dort auch häufig Anwendung.

▶ In Zahlen ausgedrückt: Aus etwa 150 Kilogramm Manukablättern wird lediglich ein Liter Öl gewonnen.

▶ Manuka ist gelblich, dickflüssig und nach dem Filtern durchsichtig. Durch unterschiedliche Destillationsverfahren kann die Farbe des Öls etwas variieren.

Einkauf und Lagerung

Viele Firmen, Bioläden sowie die Vertreiber umweltschonender Produkte bieten inzwischen Teebaumöle der unterschiedlichsten Qualität an. Da die therapeutische Wirkung der Öle einerseits von der spezifischen chemischen Zusammensetzung abhängt, andererseits von der sachgemäßen Herstellung und Lagerung beeinflusst wird, sollten Sie folgende Einkaufshilfen beachten, damit Sie ein einwandfreies Produkt erhalten.

Manukaöl ist teurer als herkömmliches Teebaumöl, nicht weil es komplizierter zu destillieren ist, sondern weil die Ernte sehr viel aufwändiger ist.

Was bedeutet KBA?

KBA ist die Abkürzung für »kontrolliert biologischer Anbau«. Egal, ob Sie Ihr Manukaöl im Reformhaus, im Naturkostladen, in der Apotheke oder über Versand kaufen: Auf der Verpackung sollte der Vermerk »KBA« stehen.

Machen Sie die Geruchsprobe

● Wenn das Manuka süßlich riecht oder im Aroma an Kampfer erinnert, ist es vermutlich mit Eukalyptusöl gestreckt. Qualitätsmindernd ist hier vor allem der erhöhte Cineolgehalt des Eukalyptusöls. Dieses Öl ist nicht zu empfehlen.

● Lesen Sie gründlich die Warendeklaration auf dem Fläschchen oder den Beipackzettel.

● Ein weiterer Hinweis ist der Preis: Öl, das allzu billig angeboten wird, ist oft verdünnt.

Beachten Sie bitte, dass zur Lagerung von Manuka Behälter aus Plastik oder Metall ungeeignet sind, weil sich das Öl darin zersetzen könnte. Am besten eignet sich Glas, das zum Lichtschutz dunkel sein sollte.

▶ Vor allem Öl aus Wildsammlungen darf den Vermerk KBA tragen. Es hat einen unverwechselbar holzigen Duft und ist von der gleichen herausragenden Qualität wie die Plantagenöle aus kontrolliert biologischem Anbau, die meisten Fachleute stufen es sogar noch etwas höher ein.

▶ Sie sollten darauf achten, dass Sie 100 Prozent reines Manuka bekommen, denn wegen des geringen Ertrags wird Manuka gern mit anderen Ölen, häufig mit Eukalyptus, versetzt. Diese gestreckten Öle haben jedoch einen ganz spezifischen Geruch (siehe Kasten).

▶ Kaufen Sie lieber hochwertiges Öl, das Sie selbst mit anderen Qualitätsölen (siehe Seite 27f.) mischen. Sie können dadurch das Mischungsverhältnis selbst bestimmen und wissen über die Zusammensetzung Bescheid.

Hinweise zur richtigen Lagerung

Wie alle ätherischen Öle ist auch Manuka luft-, wärme- und lichtempfindlich. Es sollte deshalb in einem gut verschlossenen dunklen Glasfläschchen an einem kühlen Ort aufbewahrt werden. Schützen Sie es vor direkter Sonneneinstrahlung. Während der heißen Sommermonate sollte man es vorsichtshalber in den Kühlschrank (Eierfach) legen. Manukaöl sollte außerhalb der Reichweite von Kindern aufbewahrt werden.

Das sollten Sie beachten

Da das Manukaöl ausgleichend und stabilisierend auf das vegetative Nervensystem wirkt, wird es bevorzugt zur Heilung allergischer Reaktionen angewendet. Es ist zwar wenig wahrscheinlich, dass das milde Manukaöl eine Überempfindlichkeitsreaktion auslöst, grundsätzlich aber kann der Organismus auf jede nur denkbare Substanz allergisch reagieren.

▶ Vor der Anwendung von Manuka sollten Sie daher einen Hauttest machen: Geben Sie einige Tropfen reines Manuka auf den Handrücken oder den Unterarm, und lassen Sie es einwirken. Wenn eine Hautreizung auftritt, spülen Sie es mit viel kaltem Wasser ab.

▶ Manuka darf nicht in die Augen kommen. Sollte das versehentlich doch passiert sein, waschen Sie die Augen gründlich mit kaltem Wasser aus. Halten Sie dabei den Kopf so unter den Wasserhahn, dass die ausgespülte Flüssigkeit zur äußeren Gesichtshälfte abläuft.

▶ Manuka ist nicht zur innerlichen Anwendung geeignet, es sei denn, Ihr Arzt oder ein erfahrener Heilpraktiker empfiehlt es Ihnen ausdrücklich.

▶ Während der Schwangerschaft und zur Behandlung von Kindern sollten Sie das Öl nur mit Wasser verdünnt verwenden.

▶ Manukaöl ist dickflüssig und von gelblich hellbrauner Farbe. Bei falscher Lagerung oder schlechter Qualität kann es sich eintrüben oder sich intensiv gelb verfärben. Sie dürfen es dann nicht mehr anwenden. Das gilt auch, wenn sich Sediment am Flaschenboden bildet oder wenn das Öl scharf und ranzig riecht.

Manukaöl hat einen relativ niedrigen Flammpunkt (55 bis 60 °C). Ölgetränkte Kompressen oder Wattetupfer sollten nicht in der prallen Sonne oder auf der Heizung liegen, weil es zur Selbstentflammung kommen kann. Entsorgen Sie Abfälle gleich in die Mülltonne oder in einen Metallbehälter.

Viele Anwendungsmöglichkeiten

Wenn Fett ranzig wird, so ist das ein oxidativer Vorgang. Die Vitamine A, C und E haben antioxidative Eigenschaften. Ein hochwertiges Pflanzenöl mit hohem Vitamin-E-Gehalt schützt sich also selbst vor dem Ranzigwerden.

Manukaöl ist hoch konzentriert und äußerst ergiebig. Zur therapeutischen Anwendung, auch im Bereich der ersten Hilfe, genügen wenige Tropfen, die man anderen, qualitativ ebenfalls hochwertigen Ölen beifügt.

▶ Für Spülungen und Bäder löst man Manuka in Wasser auf, am besten unter Verwendung eines Emulgators.

▶ Zusammen mit Milch ergibt Manuka eine wertvolle Emulsion.

▶ Gemischt mit anderen pflanzlichen Ölen ist Manukaöl vielseitig anwendbar für die Körper- und Gesundheitspflege.

▶ Vor allem als Massageöl leisten Mischungen mit Manuka gute Dienste. Da Öl Wärme speichert, kommt es bei einer Massage zu einer verstärkten Gewebedurchblutung: Überschüssige Säuren und Schlacken werden abtransportiert, Muskelkrämpfe und Verspannungen lösen sich.

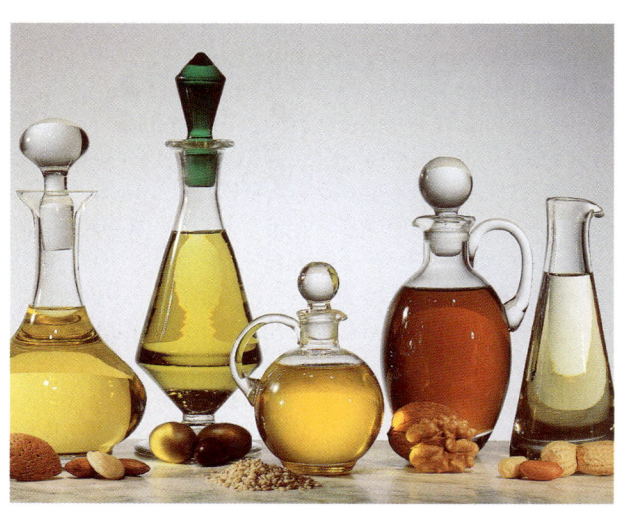

Manuka eignet sich, gemischt mit anderen Ölen, hervorragend zur Hautpflege.

Mischen mit anderen Ölen

Diese Mischpräparate können Sie selbst herstellen. Sie sind anderen hochwertigen Lotionen vergleichbar. Probieren Sie z. B. folgende pflanzliche Öle:
Avocadoöl ist ein extrem fetthaltiges Öl mit hohem Anteil an Vitamin A und E. Diese Vitamine wirken antioxidativ, so dass das Öl trotz seines hohen Fettgehalts nicht ranzig wird. Avocadoöl eignet sich speziell zur Pflege von trockener und empfindlicher Haut. Es gleicht Mangelerscheinungen der Haut aus.
Jojobaöl ist kein pflanzliches Öl, wiewohl es so bezeichnet wird, sondern ein Wachs. Es ist sehr dünnflüssig, zieht rasch in die Haut ein und fettet nicht. Zudem ist es sehr lange haltbar und wird nicht ranzig. Es wirkt hautregenerierend und entgiftend, eignet sich daher gut zur Massage und lässt sich optimal mit weiteren Ölen mischen.
Macadamianussöl ist sehr kostbar. Es ist daher angeraten, es z. B. mit Jojobaöl im Verhältnis 1:3 zu verdünnen, bevor man ein paar Tropfen Manuka dazugibt.
Mandelöl ist ein leichtes, mildes, kaltgepresstes Naturöl von angenehm süßlichem Geruch. Es eignet sich insbesondere für die sanfte Babypflege oder für Erwachsene mit empfindlicher Haut. Mandelöl zieht schnell in die Haut ein, es glättet Falten und spröde Hautstellen, macht die Haut weicher und straffer.
Olivenöl beugt insbesondere der Austrocknung der Haut vor, es belebt und hat desinfizierende und heilende Eigenschaften.
Walnussöl hat ähnliche Eigenschaften wie Mandelöl, riecht jedoch etwas herber und oxidiert schneller. Auch Walnussöl lässt sich problemlos mit Manuka mischen. Da es reich an Vitaminen und Mineralstoffen ist, hilft es,

Informieren Sie sich auch über die Inhaltsstoffe des Pflanzenöls genau, und entscheiden Sie je nach Hauttyp bzw. Anwendungsform (Massage, Gesichtscreme etc.), mit welchem Öl Sie mischen wollen.

geschädigte Haut (z.b. nach einem Sonnenbrand) wieder aufzubauen.

Weizenkeimöl ist ein leichtes, hervorragend zur Massage geeignetes Öl. Es hat wie das Avocadoöl einen hohen Vitamin-E-Gehalt, nämlich 2300 bis 3500 Milligramm pro Kilogramm, und beugt daher wirksam Zellschäden vor. Weizenkeimöl ist überaus hautfreundlich und eignet sich zur Pflege der trockenen, reifen, strukturgeschädigten Haut.

Generell: Bereiten Sie jeweils nur kleine Mengen Öl-Manuka-Mischungen zu, und brauchen Sie sie rasch auf.

Nur im medizinischen Bereich und zur ersten Hilfe wird Manuka unverdünnt angewandt. Für die Körperpflege hat es sich bewährt, den Pflegepräparaten einige Tropfen Manuka hinzuzufügen.

Mischen mit Milch

Chemisch betrachtet ist Milch eine Emulsion aus Wasser und Fett. Während sich Öle in Wasser nur schlecht auflösen und keine stabile Mischung ergeben, lassen sie sich in Milch oder Sahne hervorragend emulgieren. Ein Erhitzen bis zu 40 °C macht diese leicht verderblichen

Vielfach positiv für die Haut

Manukamischungen sind für die Haut in mehrfacher Hinsicht günstig.

● Sie werden in hohem Grad von der Haut absorbiert.

● Sie haben gute reinigende Eigenschaften.

● Sie sind annähernd pH-neutral und greifen folglich den Säureschutzmantel der Haut nicht an.

● Sie stärken die Abwehrmechanismen der Haut und verhindern ein Eindringen von Bakterien, Pilzen und Giftstoffen in tiefere Hautschichten.

● Sie haben eine leicht desinfizierende Wirkung.

● Sie regulieren die Talgsekretion.

● Sie fördern die Heilung kleiner Hautwunden.

● Sie wirken allgemein regenerierend.

Mischungen etwas haltbarer, aber wie alle Kosmetika ohne Konservierungsstoffe sollten sie schnell aufgebraucht werden.

Mischen mit Wasser

Öl ist grundsätzlich nicht wasserlöslich. Wenn Sie z. B. Manukaöl ins Badewasser geben, wird es als dünner Fettfilm auf der Wasseroberfläche schwimmen. Um aus Öl und Wasser eine stabile Mischung herzustellen, benötigt man einen Emulgator. Dazu eignen sich Milch und Sahne oder aber die etwas länger haltbaren Zusätze mit dem Handelsnamen »Lanette N« bzw. »Tween 80« aus der Apotheke. Sie sind sehr hautfreundlich, werden auch von den Apothekern zur Salbenherstellung verwendet und können rezeptfrei gekauft werden.

Bad, Spülung, Massage, Inhalation

Ätherische Öle als Badezusatz zu verwenden hat eine jahrhundertelange Tradition. Die Öle pflegen zum einen die Haut, zum anderen wirken die eingeatmeten Dämpfe beruhigend und ausgleichend auf das Nervensystem. Manuka wirkt intensiv auf der Haut und in den Atmungsorganen.

Im Folgenden sind verschiedene Möglichkeiten der äußerlichen Anwendung angeführt. Innerlich sollten Sie Manuka besser nicht anwenden, es sei denn, es wurde Ihnen vom Arzt oder Heilpraktiker ausdrücklich empfohlen.

Wenn Sie an Herzerkrankungen leiden oder Blutdruckprobleme haben, sollte der Wasserspiegel beim Bad nicht über dem Herz liegen.

Vollbad

Für ein Vollbad mit Manuka genügen bereits 5 bis 10 Tropfen, die Sie in 1 Tasse lauwarmer Milch oder einem anderen Emulgator (»Lanette N«, »Tween 80«) aufgelöst haben.

Die Wassertemperatur sollte bei einem Vollbad maximal 38 °C betragen, und das Bad sollte nicht länger als 20 Minuten dauern. Ein Vollbad mit Manuka wirkt lindernd und heilend bei:

Manuka hat die Eigenschaft, dass es in die Haut eindringen kann. Gerade deshalb wird eine Behandlung mit Manuka bei Juckreiz oder Entzündung als sehr wohltuend empfunden.

▶ Atemwegsbeschwerden
▶ Ekzemen
▶ Hautausschlägen
▶ Infektanfälligkeit
▶ Muskelschmerzen
▶ Rheumatischen Erkrankungen

Hand- und Fußbad

Für das Hand- oder Fußbad verrühren Sie etwa 5 Tropfen reines Manukaöl mit Milch oder einem anderen Emulgator und geben die Mischung in eine Schüssel mit warmem Wasser. Das Bad sollte mindestens 5 Minuten dauern.

▶ Manuka eignet sich hervorragend zur Behandlung von Fuß- oder Nagelpilzerkrankungen und sollte auch vorbeugend angewendet werden, wenn man z. B. ein Schwimmbad oder eine öffentliche Sauna besucht hat.

▶ Insbesondere im Sommer wirkt das Bad auf angenehme Weise hautpflegend, schweißregulierend und desodorierend.

▶ Wer unter intensivem Fußschweiß leidet, für den empfiehlt sich die Spezialmischung auf Seite 54.

Sitzbad

Für das Sitzbad geben Sie 5 bis 8 Tropfen Manukaöl, gelöst in einer Emulsion, in eine Schüssel oder eine Sitzbadewanne mit lauwarmem Wasser. Weil Haut und Schleimhaut im Genitalbereich empfindlich sind, sollte die Temperatur nicht höher als 37 °C sein. Wer kein Badethermometer verwendet, kann die Temperatur mit der Innenseite der Unterarme kontrollieren. Das Sitzbad dauert 5 bis 10 Minuten. Anschließend spült man nicht nach, trocknet sich aber gründlich mit einem frischen Handtuch ab, auch zwischen den Hautfalten. Das Sitzbad eignet sich zur Behandlung von

▶ Blasenkatarrh und Blasenentzündung
▶ Juckreiz und Entzündung im äußeren Genitalbereich
▶ Pilzerkrankung und Hämorrhoidalleiden

Bei Juckreiz, Pilzerkrankung und Hämorrhoidalleiden wird kühles Wasser oft als sehr angenehm und schmerzlindernd empfunden. Hier sollte man sich nicht an das Diktum des Thermometers halten, sondern auf das persönliche Körperempfinden achten.

Spülung im äußeren Genitalbereich

▶ Für eine Spülung verrührt man 4 bis 5 Tropfen Manukaöl mit einem Emulgator und löst sie anschließend in einer Schüssel mit 5 Liter lauwarmem Wasser auf. Mit

Bitte beachten Sie: Bei unklaren Beschwerden oder wenn die Probleme nach wenigen Tagen nicht nachlassen, müssen Sie unbedingt zum (Fach-)Arzt gehen!

Immer von vorne nach hinten

Der folgende Hinweis gilt speziell für Frauen:

● Ganz egal, ob Sie den Genitalbereich spülen, sich abtrocknen oder sich nach der Toilette säubern. Spülen und wischen Sie grundsätzlich von vorne nach hinten. Der Urin ist zwar ein Körperexkrement, doch beim gesunden Menschen völlig keimfrei. In der Scheide kommen bestimmte Bakterien vor und sind dort ganz normal. Mit dem Stuhl jedoch wird eine Vielzahl von Darmbakterien ausgeschieden.

● Wer also von hinten nach vorne wischt, verschleppt möglicherweise Bakterien oder andere Krankheitserreger in Richtung der keimarmen bzw. keimfreien Zone.

einem zweiten Gefäß (einem Schnabelbecher oder einem Kännchen) gießt man die Spülflüssigkeit in kleinen Portionen von vorne nach hinten über den Genitalbereich. Anschließend trocknet man sich gründlich mit einem frisch gewaschenen Handtuch oder einem Einmalwaschlappen ab.

▶ Die Spülung ist ebenso wie das Sitzbad bei Blasenkatarrh und Blasenentzündung, Juckreiz, Pilzinfektion und Entzündung im äußeren Genitalbereich sowie Hämorrhoidalleiden angezeigt. Bei bakteriellen Erkrankungen ist eine Spülung sogar günstiger, weil die Erreger gleich weggespült werden und keinen Schaden mehr anrichten können.

Tipp

Wer besonders empfindlich ist, sollte sich nach dem Sitzbad oder nach der Spülung nur mit einem sauberen Tuch trockentupfen und anschließend gründlich mit dem Fön (niedrigste Stufe) auch zwischen den Hautfalten trockenfönen.

Massage

Auch die Massage ist eine Form der medizinischen Behandlung. Der mechanische Reiz bewirkt eine gesteigerte Durchblutung der Muskulatur, des Bindegewebes und der Weichteile. Es gibt verschiedene Handgriffe bei der Massage. Die wichtigsten darunter sind die Hackung, Klatschung, Klopfung, Knetung, Reibung, Streichung und Walkung.

▶ Einige dieser Handgriffe, etwa die Hackung, Klatschung und Klopfung, sollten nur von ausgebildeten Masseuren durchgeführt werden, weil dabei auch Bindegewebe oder Weichteile verletzt werden können.

▶ Ungefährlich und auch für den Laien problemlos durchführbar sind dagegen Streichen und Kneten.

Das Besondere an der Massage ist, dass sie auf zwei Ebenen wirkt. Auf der körperlichen Ebene entspannt und belebt sie, indem sie den Blutstrom und den Lymphfluss unterstützt. Im seelischen Bereich kann sie von Anspannung und Angst befreien.

Ihr Massageöl mischen Sie selbst, z. B. Aloe-vera-Öl, Avocadoöl, Jojobaöl, Nussöl oder Mandelöl mit Manuka in folgendem Verhältnis:

▶ 40 Tropfen Manuka auf 100 Milliliter Pflanzenöl

▶ 5 Tropfen Manuka auf 1 Esslöffel Pflanzenöl

▶ 1 bis 2 Tropfen Manuka auf 1 Teelöffel Pflanzenöl

Die Massage wirkt glättend und entspannend auf die Haut. Sie ist schmerzlindernd und entkrampfend für die Muskulatur sowie beruhigend für die Psyche. Eine Gesichtsmassage mit der Manukamischung ist mild desinfizierend und hilft bei Hautunreinheiten und Akne.

Kompressen

Zur Behandlung von Wunden oder eitrigen Entzündungen der Haut verwendet man am besten eine Mullkompresse aus reiner Baumwolle. Durch seine antibakterielle Wirkung unterstützt Manuka die Wundheilung und verhindert eine Infektion mit Eiterbakterien. Zur Wundbehandlung geben Sie 2 bis 3 Tropfen Manukaöl auf eine mit wenigen Tropfen Wasser angefeuchtete Kompresse, die Sie etwa 1 Stunde unter mehrmaligem Wenden auf die Wunde legen. Es muss individuell ent-

Kompressen und Umschläge mit Manuka haben eine einzigartige Wirkung: Sie desinfizieren, lindern den Schmerz und fördern den Heilungsprozess.

Steril oder nicht steril?

● Die menschliche Haut ist mit einer Vielzahl von Keimen besiedelt. Zur Behandlung einer unkomplizierten Hautwunde muss die Kompresse folglich nicht notwendigerweise sterilisiert sein.

● Ist eine Wunde jedoch schon mit Bakterien infiziert und eitrig, sollte man eine sterile Kompresse und zum Anfeuchten dieser Kompresse sterile Kochsalzlösung verwenden.

schieden werden, ob die Wunde trocken verbunden wird, oder ob die Kompresse liegen bleibt. Wird ein durchnässter Verband nicht mindestens 2-mal täglich-gewechselt, kann sich eine so genannte feuchte Kammer bilden. In deren Wärme und Feuchtigkeit vermehren sich bakterielle Erreger besonders schnell.

Umschläge

Umschläge mit Manuka eignen sich bei einer Vielzahl von – auch tiefer liegenden – Problemen, z. B. bei Krampfadern, Muskel- oder Gelenkschmerzen. Dazu löst man 1 bis 2 Tropfen Manuka in einer Schüssel mit etwa 1/2 Liter Wasser (bei Krampfadern kalt, ansonsten lauwarm) auf und taucht ein Leinen- oder Baumwolltuch hinein, bis die Lösung aufgesogen ist. Dieses Tuch legt man auf die betroffene Stelle und fixiert das feuchte Tuch mit einem größeren trockenen Tuch aus Wolle oder Baumwolle.

Inhalieren Sie im Schlaf! Dazu müssen Sie nur einige Tropfen Manuka unverdünnt auf das Kopfkissen geben. In Zeiten erhöhter Grippegefahr können Sie einer Infektion auf diese Weise wirksam vorbeugen.

Mundspülung und Gurgeln

Eine Gurgellösung mit Manuka sollte speziell bei Halsschmerzen und beginnender Erkältung angewendet werden. Um eine Mundspülung bzw. eine Gurgellösung herzustellen, geben Sie 3 bis 5 Tropfen Manuka in 1 Glas mit warmem Wasser und rühren die Mischung gut durch. Nehmen Sie einen Schluck von der Lösung, und spülen bzw. gurgeln Sie möglichst lange. Sie dürfen die Lösung aber nicht schlucken!
Eine Manukaspülung eignet sich
▶ Zur Desinfektion der Mundhöhle
▶ Zur Vorbeugung gegen Karies
▶ Zur Behandlung entzündeter Stellen im Mund
▶ Zur Behandlung von Mundgeruch
▶ Zur Schmerzlinderung

Inhalation

Zur Inhalation geben Sie etwa 3 Tropfen Manuka in eine Schüssel mit heißem Wasser, bedecken den Kopf mit einem Handtuch und atmen den Dampf 5 bis 10 Minuten ein. Die Inhalation eignet sich bei Erkältung und Husten sowie, als »Gesichtssauna«, zur Hautpflege und Hautreinigung. Schließen Sie beim Inhalieren die Augen, denn Manuka kann die Augen reizen.

Aromatherapie

Das Heilen mit Düften ist eine besondere Form der Pflanzentherapie und der ganzheitlichen Behandlung von Krankheiten. Schon früh in der Geschichte der Heilkunde erkannte man, dass ätherische Öle auf Körper und Seele ausgleichend wirken und die Selbstheilungskräfte unterstützen können. Auch das Bad, die Massage mit oder die Inhalation von ätherischem Öl ist eine Form von kurzzeitiger Aromatherapie. Einen wirklichen Heileffekt aber erzielt man nur bei einer olfaktorischen Dauerbehandlung durch die Duftlampe.

Geben Sie immer zuerst das warme Wasser ins Schälchen der Duftlampe und dann das Öl, damit es sich besser auflöst. Das gilt nicht nur für Manuka, sondern für alle ätherischen Öle.

Der typische Geruch der Pflanzen

Ätherisches Öl in hoher Konzentration ist enthalten in:
- Samen, z. B. Kümmel und Anis
- Fruchtschalen, z. B. Orange und Zitrone
- Blüten, z. B. Lavendel und Kamille
- Stängeln und Blättern, z. B. Pfefferminze und Thymian
- Rinden und Hölzern, z. B. Eichenrinde und Zimt
- Wurzeln, z. B. Kalmus und Baldrian

Ätherische Öle – duftend und flüchtig

Fast jede Pflanze enthält, in geringer Dosierung, ätherische Öle. Sie machen den charakteristischen Geruch etwa von Fichtenzweigen, Lavendel oder von Manuka aus. In der Heilkunde aber werden nur diejenigen Pflanzen verwendet, die einen besonders hohen Gehalt an ätherischem Öl haben, etwa 0,3 bis 10 Prozent. Im Deutschen Arzneimittelbuch (DAB) sind die ätherischen Öle verzeichnet, deren Heilwirkung wissenschaftlich nachgewiesen ist.

Ihre Essenzen werden über die Haut, die Schleimhäute und über die Atmung aufgenommen. So gelangen sie sowohl ins Blut, als auch direkt ins Riechzentrum im Gehirn. Dieses Zentrum ist eng mit dem Trigonum (Hypothalamus, Hypophyse und Limbisches System) verbunden, mit der Gehirnregion also, die maßgeblich für die Hormonproduktion und das seelische Wohlbefinden zuständig ist.

Bitte beachten Sie: Manuka darf man nur einnehmen, wenn es der Arzt oder Heilpraktiker so verordnet hat. Grundsätzlich sollten Sie Manuka nicht länger als zwei Wochen innerlich anwenden.

Manuka in der Duftlampe

Die Duftlampe besteht aus einer Schale, in der das ätherische Öl gemischt mit Wasser verdunstet, und einem Teelicht unter der Wasserschale, das die Mischung erhitzt, sie aber nicht zum Kochen bringen darf. Für ein Schälchen genügen 3 bis 5 Tropfen Öl. Alle ätherischen Essenzen riechen intensiv, verflüchtigen sich jedoch sehr schnell. Das Öl in den Duftlampen muss deshalb häufig erneuert werden. Günstig ist es, Manuka mit einem anderen ätherischen Öl zu mischen.

▶ Lavendel-, Thymian- und Melissenöl sorgen für Entspannung und wirken auswurffördernd.

▶ Rosmarinöl stabilisiert den Kreislauf.

▶ Salbei- und Pfefferminzöl wirken keimtötend.

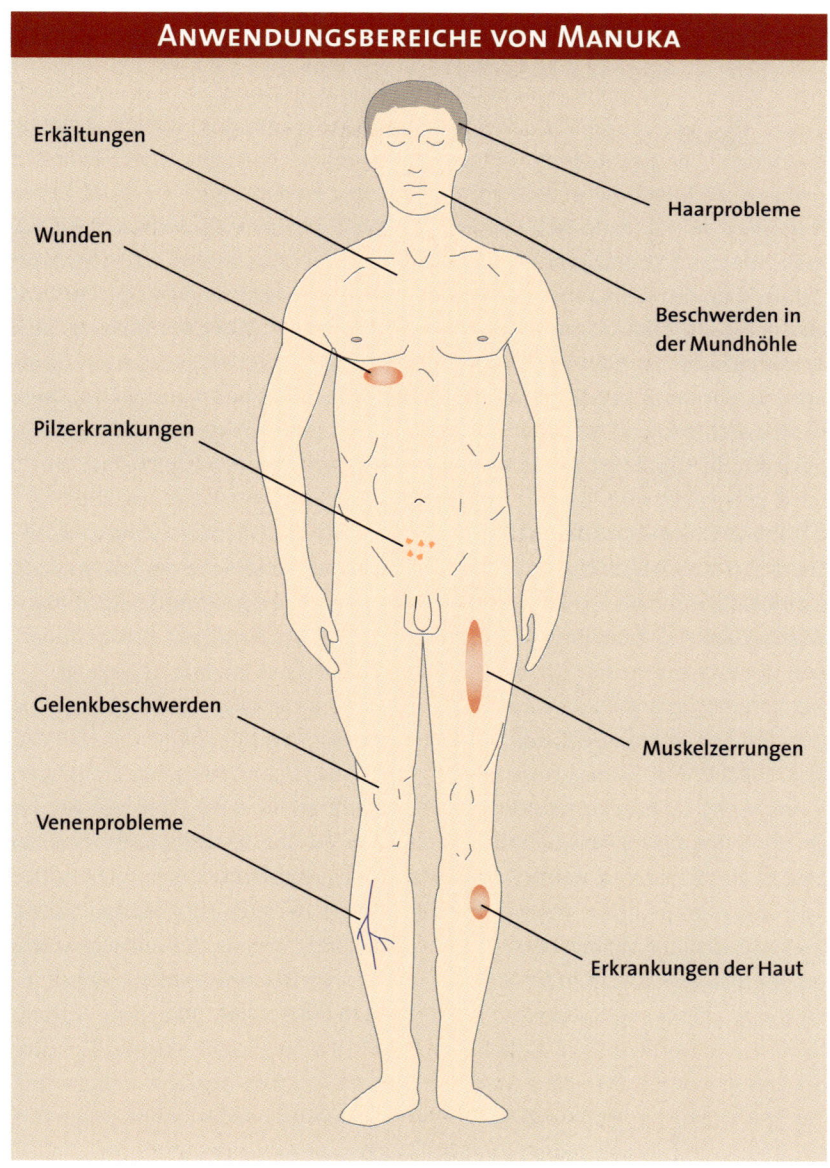

ANWENDUNGSBEREICHE VON MANUKA

Erkältungen

Wunden

Pilzerkrankungen

Gelenkbeschwerden

Venenprobleme

Haarprobleme

Beschwerden in der Mundhöhle

Muskelzerrungen

Erkrankungen der Haut

Ganzheitliche Medizin

Wann sind wir gesund? Die Weltgesundheitsorganisation (WHO) definiert Gesundheit als den Zustand völligen körperlichen, geistigen, seelischen und sozialen Wohlbefindens. Bei aller Kürze und Nüchternheit ist auch diese Definition sehr ganzheitlich, denn Gesundheit ist mehr als Nicht-krank-Sein, mehr als das reibungslose Funktionieren unserer Organe und mehr als eine Zahlenkolonne beim Labortest. Sie beinhaltet auch seelische Ausgeglichenheit, ein gewisses Maß an Aktivität und eine positive Lebenseinstellung. Auf Krankheit oder Schmerz reagieren wir meist ungeduldig: Wir betrachten sie als Störfall, der rasch behoben werden muss. Genesung aber braucht Zeit. Denn der Mensch erkrankt in seiner Gesamtheit. Zu seiner völligen Genesung muss auch das die Krankheit begleitende Defizit an Lebenskraft ausgeglichen sein.

China und Griechenland

Die chinesische Medizin geht von dem Grundsatz aus, dass Gesundheit und Wohlbefinden auf einer Ausgewogenheit sämtlicher Lebenskräfte beruhen. Der Verlust dieser Balance führt zu einer Unausgeglichenheit der Kräfte und macht den Körper anfällig für Krankheiten. Da die chinesische Medizin die Trennung von Körper und Geist bzw. Seele nicht kennt, geht sie davon aus, dass körperliche Beschwerden seelische Ursachen haben können und umgekehrt. Ebenfalls für Disharmonien können Einflüsse des sozialen Umfelds verantwortlich sein. Daher hat die traditionelle chinesische Medizin die ganzheitliche Heilmethode der Akupressur entwickelt: Durch das Stimulieren bestimmter Energieleitbahnen (Meridiane) wird der Energiefluss angeregt, fehlgeleitete Energien werden an den richtigen Ort gesteuert und blockierte Energie freigesetzt.

In der griechischen Antike, einem ganz anderen und unserer westlichen Denkweise sehr viel näher stehenden Kulturkreis, war der Blick auf Körper und den ihn umgebenden Kosmos ähnlich ganzheitlich wie in China. Der griechische Arzt Hippokrates führte Krankheit immer auf eine gestörte Ordnung der Körpersäfte zurück. Er behandelte seine Patienten erfolgreich, indem er nicht einzelne Symptome auskurierte, sondern den ganzen Organismus wieder ins Gleichgewicht zu bringen versuchte.

Kranke Seele – kranker Körper

Der schüchterne, ängstliche und defensive Mensch braucht eine ganz andere Therapie als der laute, aggressive und scheinbar selbstbewusste Typus, und zur Diagnose sollte Ihr Arzt oder Heilpraktiker nicht nur eine Reihe von Untersuchungen durchführen, sondern sich vor allem Zeit für ein Gespräch mit Ihnen nehmen. Nur dann kann er ergründen, weshalb gerade das betroffene Organ bei Ihnen ein Notsignal aussendet.

Verschiedene Transport- und Kommunikationswege

● Der Blutkreislauf ist ein wichtiges Transportsystem im menschlichen Organismus. Das Blut bringt Nähr-, Aufbau- und Sauerstoff zu den Organen und Geweben. Medikamente, die rasch wirken sollen, werden über die Vene direkt in den Blutkreislauf gespritzt.

● Die Lymphbahnen bilden das zweite große Transportnetz unseres Organismus. Sie und die Lymphknoten sind »Sitz unseres Immunsystems«. Die hellgelbe Lymphe transportiert Krankheitserreger zu den Lymphknoten, wo sie von weißen Blutkörperchen unschädlich gemacht werden.

Trägt man Manuka an denjenigen Stellen auf, wo die Lymphknoten dicht unter der Haut liegen, so werden die Wirkstoffe rasch aufgenommen.

● Nerven übermitteln Reize vom Gehirn bzw. vom Rückenmark zu den einzelnen Organen und wieder zurück.

● Meridiane sind Bahnen, in denen die Körperenergie (Chi) fließt. In unserem Körper befinden sich zwölf Meridiane, die jeweils paarig angelegt und für bestimmte Organe oder Organgruppen zuständig sind. Man kann die Körpermeridiane am ehesten mit dem Nervensystem vergleichen.

Akupressur (durch Fingerdruck), Akupunktur (durch Nadelstiche) und auch die Reflexzonenmassage (an Füßen und Händen) wirken auf Punkte ein, die entlang dieser Meridiane angeordnet sind.

Selbstbehandlung kann man lernen

Akupressur und Reflexzonenmassage eignen sich auch zur Selbstbehandlung, sofern man die Grund-(be)griffe beherrscht. Nach einer Reflexzonenmassage oder Akupressur (niemals auf verletzter oder kranker Haut) trägt man eine Körperlotion mit Manuka auf. Die Behandlung führt eine tiefe, nachhaltige Entspannung und Harmonisierung des Körpers herbei.

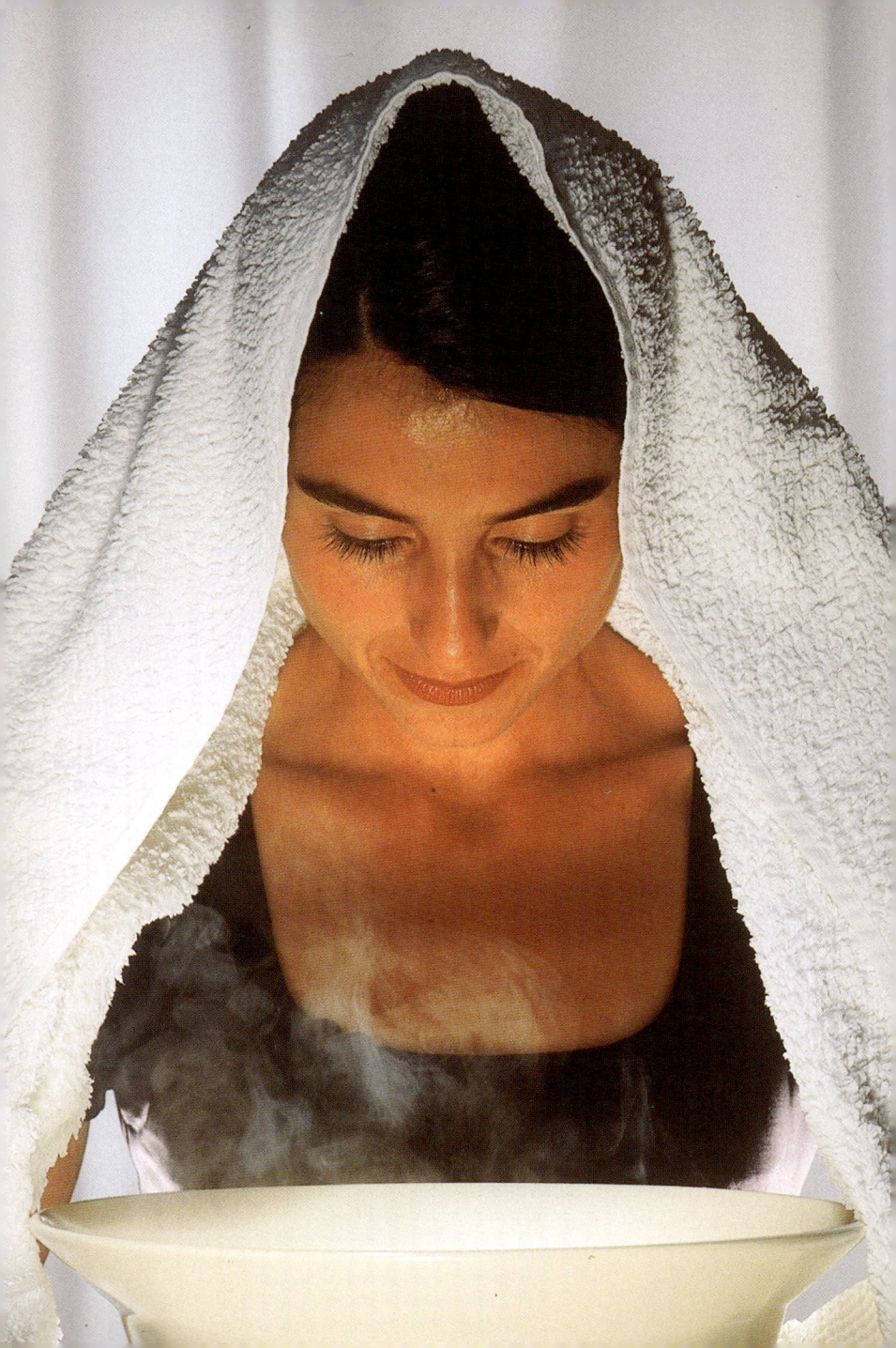

Krankheiten mit Manuka behandeln

Durch seine dreifach positive Wirkungsweise (gegen Viren, Bakterien und Pilze) hat Manuka ein breites Anwendungsspektrum. Zwei Organe sind für die heilenden Inhaltsstoffe von Manuka besonders gut zugänglich: die Haut und die Atmungsorgane. Aber nicht nur wenn Not am Mann bzw. an der Frau ist, sollte man zu Manuka greifen. Aufgrund seiner das Immunsystem stabilisierenden Eigenschaften ist Manuka auch ein wunderbares Mittel zur Vorbeugung gegen Krankheiten.

Abszesse und Furunkel

Als Abszess bezeichnet man eine eitrige Entzündung, die durch das Eindringen von – meist bakteriellen – Erregern wie Staphylokokken, Streptokokken oder Escherichia coli in einen durch Gewebezerstörung entstandenen Hohlraum hervorgerufen wird. Zunächst bildet sich ein rötlicher Punkt, der innerhalb eines Tages anschwillt, zu klopfen und zu schmerzen beginnt.

▶ Ist ein Haarbalg eitrig infiziert, so spricht man von einem Furunkel. Furunkel treten vermehrt an behaarten bzw. durch enge Kleidung und Reibung beanspruchten Körperstellen auf. Betroffen ist meist die Haut in den Achselhöhlen, im Nacken, zwischen den Beinen und in der Gesäßfalte.

▶ Bilden sich mehrere Furunkel dicht nebeneinander, die zu einer größeren Schwellung verschmelzen, so spricht man von einem Karbunkel.

Auch eine hormonelle Umstellung, beispielsweise während der Pubertät, der Schwangerschaft oder in den Wechseljahren, kann plötzliche Hautveränderungen und eine vermehrte Abszessbildung verursachen.

Gefährlicher Eiter

Bei kleineren Abszessen bricht die Eiterpustel nach kurzer Zeit auf. Größere Eiteransammlungen können sich jedoch auch in die tieferen Hautschichten ausbreiten. Um dies zu verhindern, ist oft ein Öffnen des Abszesses (durch Stichinzision oder Kreuzschnitt) erforderlich. Bei diesem Eingriff besteht die Gefahr, dass Eiterbakterien verschleppt werden und die Infektion sich ausbreitet. Daher ist Vorsicht geboten. Insbesondere Furunkel im Gesicht sollten sofort ärztlich behandelt werden, da sich die Erreger über Blutgefäße zum Gehirn hin ausbreiten können.

Egal, welche Behandlung Sie wählen bzw. was Ihnen verordnet wird: Eine vitalstoffreiche Ernährung mit einem hohem Anteil an frischem Obst und Gemüse ist in jedem Fall zu empfehlen.

Wenn Sie Manuka direkt auf die betroffene Hautstelle auftragen, dringen die Wirkstoffe in die tieferen Hautschichten ein. Sie bekämpfen die Eitererreger und lösen möglicherweise den Eiter ganz auf. Ein Eröffnen des Abszesses erübrigt sich dann. Auch wenn der Abszess oder Furunkel aufgebrochen ist, sollte man regelmäßig Manuka anwenden, um eine Ausbreitung der Infektion zu verhindern.

Behandeln mit Manuka

▶ Betupfen Sie die Hautstelle, unter der sich Eiter bildet, mehrmals täglich mit purem Manuka.

▶ Ist der Furunkel bzw. der Abszess schon ausgebildet, bedecken Sie ihn mit einer salbeiteegetränkten Gazekompresse, auf die Sie 3 bis 5 Tropfen Manukaöl geben. Die Kompresse wird 3-mal täglich gewechselt.

▶ Zur allgemeinen Desinfektion und Vorbeugung fügen Sie Ihrem Badewasser 10 Tropfen Manuka bei.

▶ Begleitend empfiehlt sich die Einnahme des Homöopathikums Hepar Sulfuris Similiaplex (3-mal täglich 1 Tablette).

Akne, Pickel und Mitesser

Akne ist eine Hautkrankheit, gekennzeichnet durch Sekretionsstörungen der Haut und nachfolgende Entzündung. Eine der häufigsten Formen ist die so genannte Acne vulgaris, die hauptsächlich während der Pubertät auftritt. Bei Akne verstopfen in talgdrüsenreichen Hautabschnitten wie z. B. Gesicht, Nacken, Brust und Rücken die Haarfollikel. Es bilden sich nacheinander Mitesser, Knötchen, Knoten und Eiterbläschen oder Pusteln.

Dabei wirken ursächlich verschiedene Faktoren zusammen: genetische Veranlagung, hormonelle Einflüsse, Verhornungsstörungen der Haut, eine gesteigerte Talgproduktion und die Besiedlung der Haut mit bestimmten Bakterien. Von Acne vulgaris und der besonders schweren Form Acne fulminans sind überwiegend Männer betroffen. Mädchen und Frauen leiden häufig an Acne artificialis, einer künstlich erzeugten Akne, die durch das Ausquetschen kleinster Hautunreinheiten entsteht, bzw. an Acne cosmetica durch lang dauernde Anwendung zu fetter Kosmetika.

Die Hautregulation unterstützen

Gerade bei Hautunreinheiten und Akne können die Inhaltsstoffe von Manuka ihre Wirkung voll entfalten. Manuka ist ein intensives Antiseptikum, d. h., es tötet Keime ab, die in den verstopften Follikeln schmerzhafte Entzündungen hervorrufen. Es wirkt dabei aber so sanft, dass es der empfindlichen Haut keinen Schaden zufügt. Da es auch in tiefere Hautschichten eindringt, kann es unter Umständen die Pickelherde sogar auflösen. Milde Hautreinigung und Sonnenbestrahlung in Maßen hilft, die Beschwerden zu lindern.

Bei Akne ist das Hautvitamin A bzw. das Beta-Karotin besonders wichtig. Karotten, Honigmelonen und Aprikosen enthalten besonders viel davon. Man sollte deshalb täglich von diesen karotinhaltigen Lebensmitteln essen.

Unreine Haut mit Manuka klären

▶ Verwenden Sie zur Hautreinigung Manukaseife (aus dem Reformhaus), oder geben Sie einige Tropfen Manukaöl in Ihre Reinigungsmilch.

▶ Tragen Sie morgens und abends Manuka direkt mit einem Wattestäbchen auf die Hautunreinheiten auf.

▶ Mischen Sie 10 Tropfen Manuka in Ihr Duschgel, und geben Sie 2 bis 3 Tropfen Manuka in die Tagescreme.

▶ Begleitend können Sie ein Zinkpräparat und das Komplexhomöopathikum Infitraumex (täglich 3-mal 5 Tropfen) einnehmen.

Sonnenlicht in so feiner Dosierung, dass es nicht zur Schweißabsonderung kommt, ist ein wirksames Mittel bei Akne. Sollten Sie doch schwitzen, tupfen Sie den Schweiß mit Gesichtswasser ab.

Asthma, Bronchitis und Husten

Asthma bronchiale ist eine chronische Atemwegserkrankung mit periodisch auftretenden Atemnotanfällen. Die Bronchialmuskulatur (also die Muskulatur der Lungengefäße) ist verengt und verkrampft, die Bronchialschleimhaut entzündet und geschwollen, der Bronchialschleim ist eingedickt. Charakteristisch für Asthmaanfälle ist nicht ein erschwertes Ein-, sondern ein stark behindertes Ausatmen. Je nach Auslöser unterscheidet man zwischen allergischem, infektbedingtem Asthma, Anstrengungs- und Schmerzmittelasthma sowie dem so genannten endogenen (intrinsischen) Asthma. Bronchialasthma muss gründlich behandelt werden. Wenn der gefährliche Status asthmaticus droht, helfen oft nur noch die Mittel der Schulmedizin. Während der beschwerdefreien Zeit sollte man jedoch versuchen, mit pflanzlichen Mitteln, Atemübungen und Bewegung an der frischen Luft eine allgemeine Kräftigung und Genesung der Atemwege zu erreichen.

Akute und chronische Bronchitis

Die akute Bronchitis beruht auf einer viralen oder bakteriellen Entzündung der Bronchialschleimhaut, die meist von Husten und Schleimauswurf begleitet ist. Bei einem ansonsten gesunden Menschen und entsprechender Schonung (einige Tage Bettruhe) heilt die Krankheit ohne Komplikationen wieder aus.

Von einer chronischen Bronchitis spricht man, wenn in zwei aufeinanderfolgenden Jahren während mindestens drei Monaten pro Jahr (Reiz-)Husten mit Auswurf und Schmerzen im Brustkorb bzw. hinter dem Brustbein auftreten. Raucher leiden besonders oft an einer chronischen Bronchitis, jedoch auch eine akute Erkältung, die verschleppt wurde, kann zur chronischen Bronchitis (manchmal sogar zu einer Lungenentzündung) führen. Eine ausreichende Therapie mit anschließender Stärkung des Immunsystems tut daher Not. Manuka unterstützt das körpereigene Immunsystem und fördert das Abhusten.

Manuka für die Atemwege

▶ Bei den ersten Anzeichen einer Bronchitis sollte man Manuka inhalieren (siehe Seite 35), um die Krankheitskeime zu bekämpfen. Besonders intensiv wirkt die Spezialinhalation, für die Sie Salbei- und Thymiantee aufbrühen und dann 5 bis 10 Tropfen Manuka hineingeben.
▶ Eine heilsame Lotion zum Einreiben für Brust und Rücken können Sie aus 20 Milliliter Jojobaöl herstellen, das Sie mit 5 Tropfen Manuka und 5 Tropfen Eukalyptusöl mischen. Diese Lotion tragen Sie mehrmals täglich auf. Sie wirkt nebenbei auch als Aromatherapie.
Sollte eine Bronchitis nicht innerhalb weniger Tage abklingen, sollten Sie einen Arzt aufsuchen.

Theophyllin ist ein Stoff mit gefäß- und bronchienerweiternder Wirkung und deshalb Bestandteil bestimmter Asthmamedikamente. Auch Schwarztee enthält Theophyllin, wenn auch in sehr geringer Menge. Bei beginnender Atemnot lässt sich ein Asthmaanfall möglicherweise durch eine Tasse Schwarztee abwenden.

Allergien im Vormarsch

Viele Bronchialerkrankungen sind durch eine Überempfindlichkeit (Allergie) gegen bestimmte Stoffe verursacht, z. B. eine Allergie gegen Blütenpollen, Wolle, Hausstaubmilben, Tierhaare, Reinigungsmittel, Kosmetika oder auch Nahrungsmittel. Stress und psychische Belastung können die Probleme verschlimmern oder die auslösenden Faktoren bilden. Das Immunsystem, eigentlich dazu da, uns vor schädlichen Stoffen und Krankheitserregern zu schützen, reagiert plötzlich übereifrig. Es bekämpft harmlose körperfremde Substanzen oder sogar – bei so genannten Autoimmunkrankheiten – körpereigene Stoffe. Immer mehr Menschen entwickeln Allergien, und letztlich weiß man nicht, weshalb gerade der eine Mensch allergisch auf eine bestimmte Substanz reagiert. Zwei Faktoren scheinen die Anfälligkeit zu begünstigen:

▶ Eine zunehmende Belastung der Umwelt mit Schadstoffen

▶ Der starke Rückgang von Infektionskrankheiten, der möglicherweise zu einer Unterbeschäftigung des Immunsystems führt

Allergenkarenz und Reizklima

Durch einen Hauttest lässt sich herausfinden, auf welche Stoffe man allergisch reagiert. Ist das Allergen bekannt, sollte man ihm möglichst aus dem Weg gehen (Allergenkarenz). Pollenallergiker z. B. legen ihren Urlaub in die Zeit des für sie schlimmsten Pollenflugs und verbringen einige Wochen an der See oder im Hochgebirge. Hausstaub- und Milbenallergiker müssen unter Umständen Teppichböden und Polstermöbel durch wischbares und waschfestes Material ersetzen.

Nicht übertreiben! Asthmatiker sollten mit Dampfinhalationen lieber vorsichtig sein. Im ungünstigsten Fall führt die Hitze zu einer Verengung der Atemwege. Sie legen also besser kein Tuch über den Kopf, sondern machen Sie nur eine intensive Aromatherapie mit Manuka.

Nicht schutzlos ausgeliefert

Desensibilierung bzw. Hyposensibilisierung bedeutet, dass das Allergen regelmäßig und in steigender Dosis zugeführt wird, damit der Körper sich wieder daran gewöhnt. Eine Desensibilierung ist aber nur bei beginnender Allergie und hauptsächlich bei Pollenallergie Erfolg versprechend.

▶ Allergiker können in jedem Fall versuchen, das Immunsystem durch pflanzliche Mittel zu stabilisieren. Günstig sind hier nicht nur Teebaumöl und Manuka, sondern z. B. auch Schwarzkümmel, ein orientalisches Würzmittel.

▶ Unterdrücken Sie harmlose Infekte nicht! Das Immunsystem braucht diese Herausforderung. Auch der übertriebene Umgang mit Desinfektionsmitteln ist eher schädlich. Verwenden Sie auch im Haushalt und zur Körperhygiene natürliche Substanzen wie Manuka (siehe Seite 101ff.). Sie zerstören das natürliche Gleichgewicht nicht, sondern greifen nur regulierend ein.

Schwarzkümmel (Nigella sativa) sieht aus wie schwarzer Sesam. Er ist nicht nur als Gewürz erhältlich, sondern auch als (kalt-) gepresstes Schwarzkümmelöl, als ätherisches Öl und in Form von Kapseln.

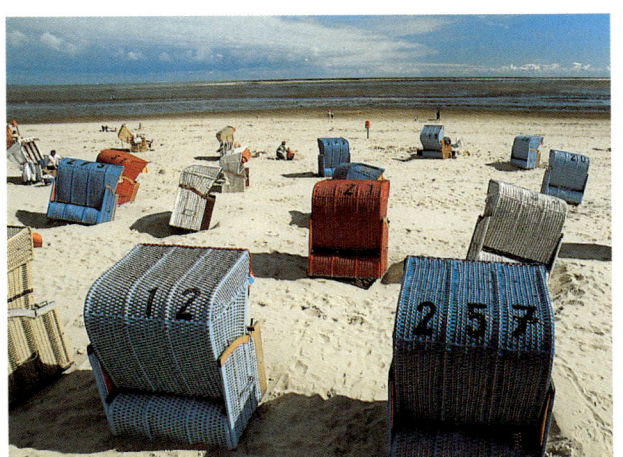

Im Frühjahr ist das Hochgebirge oder die See oft die einzige Zuflucht für pollengeplagte Zeitgenossen.

Blasen- und Harnröhrenentzündung

Typische Symptome sowohl der Harnröhrenentzündung (Urethritis) als auch der Blasenentzündung (Zystitis) sind häufiger Harndrang bei gleichzeitig geringer Entleerung sowie brennende, stechende Schmerzen beim Wasserlassen. Der Harn riecht unangenehm und enthält eventuell Blut. Ursache einer Blasen- oder Harnröhrenentzündung ist meist eine bakterielle Infektion. Frauen sind davon weitaus häufiger betroffen als Männer: Die Harnröhre ist bei ihnen sehr kurz; bakterielle Erreger können daher viel schneller zur Harnblase aufsteigen. Kälte, Nässe und eine insgesamt geschwächte Abwehr begünstigen die Infektion. Bei einer normalen Blasenentzündung hat man kein Fieber. Eine erhöhte Körpertemperatur zeigt hingegen an, dass der Organismus intensiv gegen die Krankheitserreger zu kämpfen hat. Spätestens dann sollte man sich in ärztliche Behandlung begeben.

Schwimmen und ein kurzes Sonnenbad während der heißen Jahreszeit wirken äußerst positiv auf das Immunsystem. Keinesfalls aber sollten Sie sich mit dem feuchten Badeanzug in die Sonne legen.

Rechtzeitig vorbeugen

Frauen, die anfällig für Blasenentzündung sind, sollten grundsätzlich viel trinken. Mit jeder Blasenentleerung werden Keime aus den Harnwegen gespült, bevor sie sich einnisten und Schaden anrichten können. Wenn Sie sich unterkühlt haben, sollten Sie möglichst schnell ein heißes Bad (oder zumindest ein Fußbad) nehmen und sich anschließend eine Wärmflasche zwischen die Beine legen. Zum Ausspülen der Keime eignet sich Blasentee oder Mineralwasser mit wenig Kohlensäure. Ungünstig sind dagegen Fruchtsäfte, weil Fruchtsäure das Brennen in den Harnwegen verstärkt. Auch Kaffee und schwarzer Tee sind nicht zu empfehlen, weil sie die Blase reizen und noch kleinere Urinportionen verursachen.

Die Blase mit Manuka behandeln

▶ Machen Sie täglich ein Sitzbad von etwa 10 Minuten. Dazu geben Sie 5 bis 8 Tropfen Manuka in eine Schüssel oder Sitzbadewanne mit lauwarmem Wasser.

▶ Nehmen Sie – nach Rücksprache mit Ihrem Arzt oder Heilpraktiker – Manuka 1 Woche lang ein, und zwar täglich 2 Tropfen, verrührt mit 1 Teelöffel Honig.

▶ Trinken Sie reichlich Blasentee. Günstig sind Teekräuter, die krampflösend, abschwellend und auf milde Weise antibakteriell wirken, z. B. Bärentraubenblätter, Birkenblätter, Goldrutenkraut, Hauhechel, Orthosiphonblätter, Quecke, Salbei, Schachtelhalm und Wacholder. Essen Sie außerdem reichlich Knoblauch und Sellerie.

▶ Als homöopathisches Komplexmittel zur begleitenden Behandlung eignet sich Solidagoren N (täglich 3-mal 10 Tropfen).

Darmpilze

Hinter unklaren Verdauungsbeschwerden, Blähungen, Verstopfung oder Afterjucken, chronischen Hautausschlägen oder immer wiederkehrenden Scheideninfektionen bei Frauen kann sich auch eine Pilzinfektion des Darms verbergen. Ursache sind pathogene (krankheitserregende) Pilzkeime: Fadenpilze, Hefe- oder Schimmelpilze).

▶ Häufigster Erreger bei Infektionen ist der Pilz Candida albicans; man spricht deshalb von einer Candidose.

▶ Pilze sind sehr hartnäckig, und im feuchtwarmen Milieu des Darms fühlen sie sich ausgesprochen wohl. Ähnlich der Bäckerhefe lieben sie zuckerreiche Kost.

Bei der so genannten Reizblase ist zwar keine Entzündung feststellbar, die Beschwerden sind aber ähnliche. Wegen der hormonellen Umstellung leiden oft Frauen in den Wechseljahren an einer Reizblase.

Wenn das Gleichgewicht im Darm gestört ist

Im Dickdarm befindet sich eine Vielzahl von Bakterien, die unverdaute Nahrungsbestandteile zerlegen, an der Herstellung körpereigener Vitamine beteiligt sind und Krankheitserreger abwehren. Ist diese Bakterienflora (z. B. durch die Einnahme von Antibiotika) gestört, können sich schädliche Keime ausbreiten und Beschwerden verursachen.

Den Darm mit Manuka behandeln

▶ Nach Rücksprache mit Ihrem Arzt oder Heilpraktiker nehmen Sie 2 Wochen lang täglich 2 Tropfen Manuka auf 1 Teelöffel Honig ein.

▶ Entziehen Sie dem Pilz seine Nahrung! Verzichten Sie auf Einfachzucker (z. B. auf Süßigkeiten und Weißmehlprodukte).

▶ Zur Entgiftung nehmen Sie das Homöopathikum Sulfur D6 (3-mal täglich 1 Tablette). Zur begleitenden Therapie eignen sich Exmykehl-Zäpfchen (Isopathikum).

Bei einem hartnäckigen Ekzem sollte man in Erwägung ziehen, dass die Ursache dafür möglicherweise im Darm liegt. Ein Standardmedikament zur Behandlung von Darmpilz ist Nystatin.

Hautentzündungen

Viele Hautprobleme sind durch eine Überempfindlichkeit des Organismus (Allergie) gegen bestimmte körperfremde Stoffe verursacht (siehe Seite 46). Sie können jedoch ebenfalls durch einen mangelhaften Stoffwechsel bedingt sein: Unser Organ Haut ist abhängig von einer ausgewogenen Ernährung mit ausreichender Vitaminzufuhr, Ballaststoffen und Mineralien. Gift für die Haut sind Zucker, Teigwaren aus Weißmehl, fette Fleisch- und Wurstwaren sowie Nikotin und Alkohol.

Kontaktekzem und Neurodermitis

Das Ekzem ist eine Form der entzündlichen Hauterkrankung (Dermatitis), wobei man unterscheidet zwischen Kontaktekzem – durch äußeren Kontakt z. B. mit Reinigungsmitteln oder Textilien – und endogenem Ekzem, das durch einen inneren Reiz bzw. eine allergische Reaktion ausgelöst wird. Das häufigste endogene Ekzem ist die Neurodermitis. Die typischen Symptome der Hautentzündung sind:

▶ Juckreiz
▶ Effloreszenzen (= »Hautblüten«)
▶ Rötung
▶ Schwellung

Allergien als Verursacher

Fast 20 Prozent der Neurodermitispatienten leiden gleichzeitig auch an Bronchialasthma, mehr als zehn Prozent an Heuschnupfen. Neben Umweltbelastung und Stoffwechselstörungen scheint auch die erbliche Veranlagung eine Rolle zu spielen. Neurodermitis beginnt oft schon im Kindesalter als Milchschorf am Kopf. Später sind vor allem Hals, Handgelenke, Armbeugen und Kniekehlen betroffen. Daher auch die Bezeichnung »Beugeekzem«. Die Haut ist glanzlos, gerötet und schuppig; es bilden sich Knötchen und Krusten. Was aber am allermeisten quält, ist der extreme Juckreiz. Die Betroffenen möchten buchstäblich aus der Haut fahren. Durch Kratzen wird die Haut noch mehr gereizt und verletzt, so dass es zu Blutungen und schmerzhaften Entzündungen kommt. Ölmischungen mit Manuka helfen, aus diesem Teufelskreis herauszukommen. Sie beruhigen die Haut, stillen den Juckreiz und wirken entzündungshemmend.

Zusammen mit der Leber und den Nieren ist die Haut auch ein wichtiges Entgiftungsorgan. Umso dringender sollte man darauf achten, dass sie intakt bleibt.

Schuppenflechte

Die Schuppenflechte (Psoriasis) ist eine nicht entzündliche, nicht ansteckende Hautstörung, unter der etwa zwei Prozent der Bevölkerung leiden. Man nimmt an, dass Stoffwechselstörungen, hormonelle Veränderungen oder Infekte den Ausbruch der Krankheit fördern. Auf der Haut entstehen dann flache, scharf umgrenzte, unregelmäßig geformte, rosa-rötliche bis tiefrote Herde, die mit silbrigen, leicht entfernbaren Schuppen bedeckt sind. Beim Ablösen der Schuppen durch Kratzen entstehen Blutstropfen, der »blutige Tau«. Betroffen sind Knie und Ellenbogen, Brust, Rücken, Steißbein, der behaarte Kopf sowie die Fingernägel. Hervorgerufen wird Psoriasis durch eine übermäßig schnelle Hornproduktion: Die Entwicklung der Basalzellschicht der Oberhaut zur Hornhaut vollzieht sich dabei statt in 28 bis 30 bereits in drei bis vier Tagen. Ist die Krankheit einmal aktiv geworden, treten immer wieder Rückfälle auf. Manuka hilft, die Hornproduktion zu reduzieren und die Hautfunktionen zu stabilisieren.

Auch häufiges Waschen strapaziert die Haut. Wer sich oft die Hände schmutzig macht, sollte möglichst auch tagsüber Baumwollhandschuhe tragen, um die Hände weniger oft waschen zu müssen.

Intakte Haut durch Manuka

▶ Fügen Sie Ihrem Vollbad 250 Gramm Meersalz und 10 Tropfen Manuka, gelöst in etwas Stutenmilch, bei. Sie entgiften so Ihre Haut, bekämpfen den Juckreiz und sorgen für eine schnellere Regeneration.

▶ Pflegen Sie die Haut mit einer Mischung aus Walnuss-, Mandel- oder Avocadoöl und Manuka (siehe Seite 27), oder bereiten Sie folgende Salbe: Auf eine walnussgroße Menge Cardiospermumsalbe oder eine andere dulcamarahaltige Salbe geben Sie 2 Tropfen Manuka. Diese Salbe tragen Sie auf die betroffenen Hautstellen auf.

Frostbeulen und Hühneraugen

Frostbeulen (Perniones) sind Gewebeschäden, die durch oberflächliche Erfrierung entstehen. Es bilden sich nicht- oder kaum schmerzhafte, bläulich rote bis violette Knoten, meist an den Zehen oder den Unterschenkeln. Das Risiko einer solchen Erfrierung ist bei bestimmten Gefäßstörungen (Morbus Raynaud), bei Nikotinmissbrauch sowie durch eng anliegende und reibende Kleidung erhöht. Ursächlich kann auch unzureichende Durchblutung infolge Bewegungsmangels sein. Nasse Kälte ist übrigens wesentlich schädlicher als trockene Kälte.

Wechselbäder sind ein hervorragendes Mittel zur Vorbeugung gegen Frostbeulen. Der Wechsel zwischen warm und kalt trainiert die Gefäße und fördert ihre Elastizität.

Manuka direkt auf die Frostbeulen

▶ Die Erwärmung muss langsam erfolgen, z. B. durch ein Bad, dem immer mehr warmes Wasser zugegeben wird.

▶ Anschließend tragen Sie einige Tropfen Manukaöl direkt auf die Frostbeulen auf.

▶ Massieren Sie täglich zur Verbesserung der Blutzirkulation die gefährdeten bzw. die betroffenen Stellen mit einer Mischung aus Rosmarin- und Manukaöl (siehe Seite 36).

Hühneraugen

Das Hühnerauge (Leichdorn bzw. Clavus) ist eine bei Druck schmerzhafte Verdickung der Hornhaut an Knochen bzw. Gelenken. Hühneraugen entstehen durch dauernde Druckschädigung an der Oberseite der Zehen bzw. an den Auflagepunkten der Fußsohle. Ursache hierfür sind schlechte und enge Schuhe. Hühneraugen können zapfenförmig in die Tiefe reichen und die nervenreiche Knochenhaut schmerzhaft reizen.

Hühneraugen mit Manuka behandeln

▶ Tragen Sie täglich 1 bis 2 Tropfen Manuka direkt auf das Hühnerauge auf, und lassen Sie es eintrocknen. Am besten machen Sie diese Anwendung am Abend, wenn Sie keine Strümpfe und keine Schuhe mehr anziehen müssen.

▶ Tränken Sie ein wattiertes Pflaster mit einigen Tropfen Manuka, und kleben Sie es dann auf die betroffene Stelle. Die Behandlung muss mehrere Wochen konsequent erfolgen, dann aber tritt eine Besserung ein.

Schweißfüße

Dass die Füße bei großer Hitze schwitzen, ist völlig normal. Übermäßige Schweißbildung (Hyperhidrosis) an den Füßen ist hingegen krankhaft. Der unangenehme Körpergeruch entsteht durch Bakterien, die im feuchten Milieu einen Zersetzungsprozess in Gang setzen. Gerade hier kann Manuka besonders hilfreich wirken, denn es hat antibakterielle und desodorierende Eigenschaften.

Nutzen Sie den Urlaub und die Wochenenden auch dazu, so viel wie möglich barfuß oder zumindest in bequemen Schuhen zu laufen.

Die Transpiration mit Manuka regulieren

▶ Waschen Sie Ihre Füße morgens und abends mit Manukaseife und kühlem Wasser.

▶ Geben Sie jeden Abend 5 bis 10 Tropfen Manuka, gelöst in einem Emulgator, in eine Schale mit warmem Salzwasser, und machen Sie ein Fußbad.

▶ Geben Sie morgens Manuka pur zwischen die Zehen und auf die Fußsohlen, damit auch die Schuhe desinfiziert werden.

▶ Gleichzeitig sollten Sie auf synthetische Strümpfe verzichten und stattdessen kochfeste Baumwollsocken anziehen sowie täglich Schuhe und Strümpfe wechseln.

Hämorrhoidalleiden

Hämorrhoiden sind krampfaderähnliche Erweiterungen eines Adergeflechts im unteren Mastdarm innerhalb und außerhalb des Schließmuskels. Ihre Entstehung wird begünstigt durch ballaststoffarme Kost und verstärktes Pressen beim Stuhlgang, durch Missbrauch von Abführmitteln und überwiegend sitzende Lebensweise sowie durch Schwangerschaft und Übergewicht. Leichte Verletzungen des Hämorrhoidalpolsters verursachen eine hellrote Blutung. Später kommt es zu Nässen, Juckreiz oder Schmerzen; oft ist die Wäsche durch Schleim oder Stuhlreste verschmutzt.

Benutzen Sie weiches und mehrlagiges Toilettenpapier, und feuchten Sie es vor Gebrauch etwas an. Auch kalte Güsse und Waschungen am Afterausgang lindern die Beschwerden.

Hämorrhoiden mit Manuka behandeln

▶ Machen Sie täglich ein warmes Sitzbad, in das Sie 5 bis 8 Tropfen Manuka, aufgelöst in etwas Milch oder einen Emulgator, geben.
▶ Geben Sie 3 bis 5 Tropfen Manuka auf ein Mulltuch, das Sie in die Gesäßfalte legen.

Das sollten Sie beachten

● Vermeiden Sie grundsätzlich das Heben schwerer Lasten, weil es den Druck im Bauchraum noch mehr erhöht.
● Machen Sie regelmäßig Aftergymnastik, indem Sie die Muskulatur anziehen und wieder loslassen.
● Essen Sie täglich Obst und Gemüse, und trinken Sie ausreichend. Das ist die beste Garantie für eine unproblematische Stuhlentleerung. Manuka hilft, weil es die Haut pflegt und mild desinfiziert. Es lindert den Juckreiz und wirkt entzündungshemmend. Überwinden Sie trotzdem Ihre Scham, und lassen Sie sich untersuchen!

Herpes simplex und Gürtelrose

Mit dem Begriff »Herpes« (auch »Fieberbläschen«) ist eine Gruppe von Viruserkrankungen zusammengefasst, darunter als häufigste:

▶ Lippenherpes (Herpes simplex bzw. labialis)
▶ Genitalherpes (Herpes genitalis)
▶ Gürtelrose (Herpes zoster)

Lippenherpes

Lippenherpes, Lippenbläschen oder Fieberbläschen sind durch Herpes-simplex-Viren vom Typ 1 verursacht. Dieser Herpes äußert sich durch lästigen, immer wiederkehrenden Bläschenausschlag. Eine Stresssituation, starke Sonneneinstrahlung, Zugluft oder scharfer Wind, aber auch die Einnahme bestimmter Medikamente kann den Herpes zum Aufblühen bringen. Das Wiederaufflammen von Bläschen erklärt sich aus der Eigenschaft der Herpesviren, in Zellkernen latent zu bleiben. Konsequenz: Die Hälfte aller an Herpes leidenden Menschen trägt das Virus ein Leben lang in sich. Die Bläschen sind sehr infektiös; sie können sich über den ganzen Körper ausbreiten oder einen anderen Menschen anstecken. Manuka kann durch seine antiseptische Wirkung den Virusherd austrocknen und eine Ausbreitung verhindern.

Falls auch der Mund- und Rachenraum betroffen sind, spülen Sie den Mund mit Kamillentee und Manuka (etwa 20 Tropfen auf 1 Tasse). Desinfizieren Sie auch Ihre Zahnbürste mit Manuka!

Lippenherpes mit Manuka behandeln

▶ Tragen Sie morgens und abends Manuka direkt auf die betroffene Stelle auf.
▶ Mischen Sie 5 Tropfen Manuka mit 1 Teelöffel 50-prozentigem Alkohol, und tragen Sie diese Lösung auf die Bläschen auf. Auch mit einer Zinksalbe oder mit Zahnpasta lassen sich die Bläschen meist austrocknen.

Genitalherpes

Genitalherpes wird durch Herpes-simplex-Viren vom Typ 2 verursacht. Die typischen Symptome sind Hautrötung, Bläschenausschlag und starker Juckreiz an den Geschlechtsorganen, außerdem Schmerzen beim Geschlechtsverkehr und Brennen beim Wasserlassen. Frauen sind doppelt so häufig betroffen wie Männer. Genitalherpes wird durch Sexualkontakt übertragen, und schwangere Frauen können ihre Kinder mit Herpes infizieren.

Wie der Lippenherpes lässt sich auch der Genitalherpes nicht durch Antibiotika behandeln. Auch ist eine Impfung noch nicht in Sicht. Manuka eignet sich zur Therapie, weil es auch antivirale Wirkung hat und auf der hochempfindlichen und vorgeschädigten Haut seine Wirkung auf sehr milde Weise entfaltet.

Genitalherpes mit Manuka behandeln

▶ Nehmen Sie ein Vollbad, und mischen Sie 5 bis 10 Tropfen Manuka, aufgelöst in etwas Milch, ins Badewasser.

▶ Machen Sie ein Sitzbad, und geben Sie 5 bis 8 Tropfen Manuka ins lauwarme Wasser.

▶ Zur Genitalspülung mischen Sie 15 Tropfen Manuka in 1/2 Liter lauwarmes Wasser und spülen damit den Genitalbereich von vorne nach hinten.

▶ Bereiten Sie einen Spezialbalsam aus 1 Esslöffel Mandel- oder Nussöl und 3 Tropfen Manuka. Tragen Sie den Balsam mehrmals täglich dünn auf die betroffenen Hautstellen auf.

▶ Auch der Sexualpartner muss sich behandeln lassen, um einer Reinfektion (einer so genannten Ping-pong-Infektion) vorzubeugen!

Herpes-simplex-Viren werden ausschließlich durch Berührung (Sexualkontakt) bzw. durch Tröpfcheninfektion (Husten oder Niesen) übertragen.

Gürtelrose

Gürtelrose (Herpes zoster) wird durch das Varicella-Zoster-Virus verursacht, das gleiche Virus, das auch Überträger der Windpocken ist. Es befällt periphere Nerven. Die Gürtelrose ist äußerst schmerzhaft: Der Ausschlag aus mit einer wässrigen Flüssigkeit gefüllten Bläschen ist von Brennen, Jucken und neuralgischen Schmerzen begleitet. Die Krankheit verläuft oft gürtelförmig im Bereich der Brust oder des Rückens und betrifft das Versorgungsgebiet eines Nervs oder mehrerer Nerven. Auch der Gesichtsbereich kann vom Zoster betroffen sein.

Um den Krankheitsverlauf entscheidend zu mildern, ist eine frühzeitige Erkennung wichtig. Begleitend zur Medikation Ihres Arztes können Sie Manuka einsetzen, das sich aufgrund seiner antiviralen, abwehrstimulierenden und schmerzlindernden Eigenschaften besonders gut eignet.

▶ Manuka reguliert die Hautfeuchtigkeit, lindert den Juckreiz und fördert die Abheilung der Bläschen.

▶ Gerade in der Anfangsphase kann Manuka dazu beitragen, dass die Krankheit leichter und kürzer verläuft.

Gürtelrose mit Manuka behandeln

▶ Machen Sie während der gesamten Krankheitszeit eine Aromatherapie mit Manukaöl in der Duftlampe.

▶ Betupfen Sie mehrmals täglich großflächig die befallenen Hautstellen mit Balsam aus 1 Esslöffel Manuka und 2 Esslöffeln Aloe-vera-Öl.

▶ Stärken Sie das Nervensystem durch ein Vitamin-B-Komplexmittel und Vitamin-B-reiche Kost mit Weizenkeimen, Hefeflocken, Milch- und Sojaprodukten und Vollkorngetreide.

Hautpilze und Nagelfalzentzündung

»Mykose« heißt der medizinische Sammelbegriff für sämtliche Pilzerkrankungen. Als Dermatomykosen wird die Untergruppe der Hautpilzerkrankungen bezeichnet. Immer mehr Menschen haben Fußpilz (Tinea pedum), hervorgerufen durch Fadenpilze, die als Schmarotzer von Haut und Haaren am Körper leben. Da Pilze ein feuchtwarmes Milieu bevorzugen, sind schweißnasse Füße in geschlossenen Schuhen für sie ein idealer Nährboden. Menschen mit starkem Fußschweiß leiden daher häufig unter Fußpilz.

Modische Strümpfe und Schuhe sind für die Gesundheit der Füße nicht immer förderlich.

Typische Symptome bei Fußpilz

Typische Symptome sind Juckreiz sowie Rötung und Schuppenbildung an den Fußsohlen oder zwischen den Zehen. Auch die Fußnägel können betroffen sein: Sie färben sich gelblich oder grau und werden brüchig. Weil die Nägel schlecht zugänglich und schwer zu behandeln sind, kann es zu immer neuen Infektionen kommen.

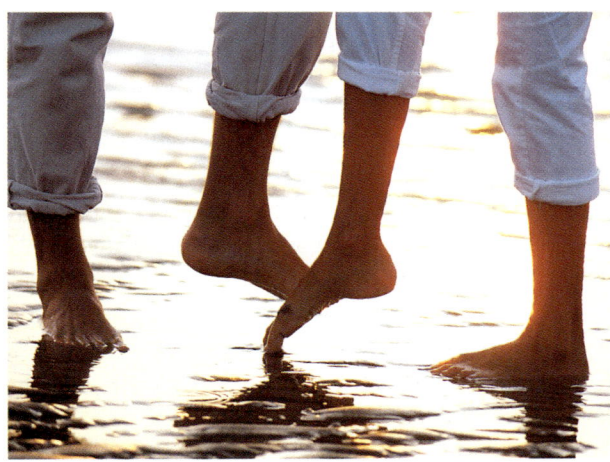

In Nylonstrümpfen, Turnschuhen und feuchtwarmem Klima gedeihen Fußpilze prächtig. Hingegen scheuen sie Licht, Luft, Meerwasser und ... Manuka!

Hautpilz mit Manuka behandeln

▶ Baden Sie die betroffenen Hautstellen täglich mit Manuka. Dazu geben Sie 5 Tropfen Manukaöl in eine Schüssel mit warmem Wasser.

▶ Tragen Sie 1 Woche lang 2- bis 3-mal täglich 2 bis 3 Tropfen Manuka direkt auf die Haut auf. Vom Pilz befallene Nägel sollten so lange behandelt werden, bis sie ausgewachsen sind, denn gerade Nagelpilz ist eine sehr hartnäckige Quelle für Neuinfektionen.

▶ Nehmen Sie bei Nagelpilz zur unterstützenden Behandlung das homöopathische Mittel Sanukehl Trich D6, täglich 8 Tropfen auf einem Stück Brot, und geben Sie lokal 2-mal täglich 1 Tropfen auf den betroffenen Nagel.

Waschen Sie, wenn Sie bereits Fußpilz haben, Ihre Strümpfe getrennt von der übrigen Wäsche, und geben Sie zusätzlich zum Waschmittel etwa zehn Tropfen Manuka ins Wasser.

Hinweise zur Behandlung und Vorbeugung

▶ Bei Pilzerkrankung sollten Sie zum Schutz Ihrer Mitmenschen öffentliche Schwimmbäder, Saunen, Gemeinschaftsduschen usw. meiden. Um sich selbst vor Fußpilz zu schützen, sollten Sie Badeschlappen verwenden, die Sie luftig und trocken aufbewahren und regelmäßig gegen neue austauschen.

▶ Tupfen Sie möglichst kurz nach einem Schwimmbad- oder Saunabesuch die Füße mit Manukaöl ab.

▶ Trockenheit ist der größte Feind des Fußpilzes. Trocknen Sie Ihre Füße gründlich, auch zwischen den Zehen, und pudern Sie sie mit mildem Fußpuder ein.

▶ Tragen Sie Strümpfe aus Naturfaser (kochfeste Baumwolle), und desinfizieren Sie auch die Schuhe innen mit einigen Tropfen Manuka.

▶ Reinigen Sie Bademätten, Wannen- und Duschkabinenbeläge gründlich, und lassen Sie sie jeweils gut trocknen.

Nagelfalzentzündung (Paronychie)

Die Nagelfalzentzündung – man nennt sie auch Umlauf oder Paronychie – ist oft durch eine Staphylokokkeninfektion verursacht, seltener durch Candidapilze. Die Veränderungen der Nägel und die Entzündung des Nagelbetts sind sehr schmerzhaft, und oft dringt die Infektion sogar bis tief unter den Nagel vor. Die Nagelhaut unter der Hornhaut ist entzündet. Die betroffene Stelle ist äußerst druckempfindlich, der Patient vermeidet jede Bewegung und Berührung. Bei Pilzinfektion rötet sich der Nagel und wird rissig. Manchmal entsteht an einer Stelle eine Verdickung, die sich dann ausweitet. In schlimmen Fällen bricht der Nagel auf oder muss vom Arzt gezogen werden.

Manuka kann aufgrund seiner äußerst kleinen Molekülstruktur bis in die tiefsten Gewebeschichten eindringen und deshalb auch bei Nagelfalzproblemen seine heilende Wirkung entfalten. Ein Versuch lohnt sich.

Paronychie mit Manuka behandeln

▶ Machen Sie 1-mal täglich ein Nagelbad in angewärmtem Olivenöl, das Sie mit 5 Tropfen Manuka vermischt haben.

▶ Tränken Sie 3-mal täglich ein kleines Stück Watte mit purem Manuka. Bedecken Sie etwa 5 bis 10 Minuten den Nagel damit, und massieren Sie danach das Öl in das Nagelbett ein. Wiederholen Sie diese Anwendung so lange, bis die Infektion abklingt.

▶ Zum Schutz der Hände tragen Sie nach dem Aufbringen von Manuka kochfeste Baumwollhandschuhe (aus der Apotheke), auch nachts im Bett.

▶ Sollte Eiter austreten, entfernen Sie ihn sorgfältig mit einem Wattestäbchen.

Eine Entzündung unter dem Nagel ist besonders heimtückisch: Sie lässt sich nur schwer behandeln, so dass es von dort aus zu immer neuen Infektionen kommt. Da Manuka tief ins Gewebe eindringt, kann es möglicherweise auch diesen Infektionsherd bekämpfen.

Infektanfälligkeit, Halsweh, Grippe

Das Immunsystem ist gewissermaßen unsere Lebensversicherung. Es hilft uns, eindringende Krankheitserreger abzuwehren oder eine bestehende Infektionserkrankung zu bekämpfen. Im Immunsystem herrscht strenge Arbeitsteilung: Jede Zelle hat ihren genau festgelegten Aufgabenbereich. Es gibt z. B. Kontroll- und Fresszellen, Suppressor- und Helferzellen. In einem intakten Immunsystem arbeiten diese Zelltypen eng zusammen. Doch gibt es eine Vielzahl von Faktoren, die das Immunsystem schwächen:

▶ Umweltgifte, die wir einatmen bzw. Düngemittelrückstände, die wir mit der Nahrung aufnehmen, bringen die Körperabwehr durcheinander. Es ist kaum möglich, die schädlichen Stoffe ganz zu meiden.

▶ Stress und seelische Belastung schwächen das Immunsystem zusätzlich, und oft kommen noch selbst verursachte Gefahren wie Rauchen und Fehlernährung hinzu.

Durch Krankheit entsteht eine Distanz zur Umgebung, die man aus eigenem Antrieb oft nicht herstellen kann. Nehmen Sie Abstand zu den Problemen des Alltags, auch das trägt zur Gesundheit bei. Die Krankheit als Abstandhalter ist dann vielleicht nicht mehr nötig.

Auch in Ausnahmesituationen

● Manuka eignet sich auch für Ausnahmesituationen, z. B. zur Abwehrsteigerung vor einer Operation, was eine Infektion während oder nach dem Eingriff verhindern hilft. Dazu nimmt man – nach Rücksprache mit dem Arzt oder Heilpraktiker sowie mit dem operierenden Arzt – ab dem fünften Tag vor der Operation täglich Manuka ein.

● Wer das Öl nicht einnehmen kann oder darf, gibt täglich 1 bis 2 Tropfen auf die Leisten, die Unterarme und den Hals, jeweils beidseitig und zwar an der Stelle, wo der Puls gut zu tasten ist.

Immer kränkelnd?

Einmal pro Jahr ein leichter grippaler Infekt von wenigen Tagen gilt als normal und sollte nicht unterdrückt
werden. Er ist möglicherweise ein wichtiges Training für
unser Immunsystem. Misstrauisch sollte man jedoch
werden bei Dauerkrankheit oder Dauerhusten, oder
wenn man sich bei jeder Grippewelle ansteckt. Manuka
entfaltet hier in mehrfacher Hinsicht seine positive und
heilende Wirkung:

▶ Indem es direkt die für die Abwehr zuständigen Organe stimuliert

▶ Indem es das gesamte Immunsystem aktiviert

▶ Indem es die feindlichen Mikroorganismen direkt
angreift und seine antiviralen, antibakteriellen und an-
timykotischen Eigenschaften gegen sie einsetzt

So stärken Sie das Immunsystem

▶ Essen Sie täglich frischen Salat, Obst und Gemüse.
Vitamin-C-reiches Obst wie Orangen, Grapefruits und
Zitronen oder vitaminreiches Gemüse wie Spinat,
Brokkoli, Erbsen, Kohlrabi und Karotten stärken Ihr
Immunsystem besser als synthetische Askorbinsäure.

▶ Machen Sie eine zweiwöchige Lebertrankur zu Beginn der nasskalten Herbst- und Wintermonate.

▶ Nehmen Sie in Zeiten erhöhter Ansteckungsgefahr
täglich etwa eine Messerspitze Vitamin-C-Pulver ein.

▶ Machen Sie Wechselduschen und Kniegüsse, und gehen Sie ab und zu in die Sauna.

▶ Auch gezielte Atemgymnastik und täglich eine halbe
Stunde Bewegung an der frischen Luft, z. B. Spazieren-
gehen oder Joggen, steigert die Abwehrkräfte.

▶ Suchen Sie sich Freiräume, in denen Sie die Probleme
des Alltags vergessen und ungehindert atmen können.

Essen Sie viel Knoblauch und Rohkost zur Stärkung Ihres Immunsystems. Knoblauch mit etwas Salz zer-drückt auf eine geröstete But-tersemmel ge-ben: schmeckt ausgezeichnet!

Das Immunsystem mit Manuka stärken

▶ Nehmen Sie regelmäßig ein Vollbad mit Manuka. Dazu verrühren Sie 5 bis 10 Tropfen Manukaöl mit etwas Milch und geben es ins Badewasser.

▶ Massieren Sie 1-mal täglich den ganzen Körper mit einem naturreinen Pflanzenöl, z. B. Jojoba- oder Mandelöl, dem Sie Manuka beigemischt haben (40 Tropfen Manuka auf 100 Milliliter Pflanzenöl).

▶ Lassen Sie in Ihren Wohnräumen Manuka in einer Duftlampe verdunsten.

Bei beginnender Erkältung hilft auch ein heißes Fußbad. Sofern Ihr Temperaturempfinden nicht gestört ist, darf das Wasser durchaus so heiß sein, dass sich die Haut etwas rötet.

Erkältung

Die meisten Erkältungskrankheiten entstehen durch eine durch Unterkühlung begünstigte Virusinfektion. Die typischen Symptome bei Erkältung sind Halsschmerzen, Schnupfen, Niesen, Heiserkeit und Husten, später dann leichtes Fieber, Gliederschmerzen und allgemeine Erschöpfung. Antibiotika sind wirkungslos, weil sie nur Bakterien, nicht aber Viren bekämpfen. Der Volksmund hat durchaus recht, wenn er sagt: Die Erkältung dauert ohne ärztliche Behandlung 14 Tage und mit ärztlicher Behandlung zwei Wochen.

▶ Man kann jedoch durch Manuka einer Ansteckung vorbeugen bzw., wenn es »einen schon erwischt hat«, die Schwere der Krankheit lindern.

▶ Manuka hilft außerdem, Komplikationen wie Bronchitis, Nasennebenhöhlenentzündung, Stirnhöhlenentzündung (siehe Seite 78) oder Ohrenentzündung vorzubeugen.

▶ Wenden Sie Manuka an, sobald Sie die ersten Krankheitszeichen bemerken. Es ist durch seine antiviralen und das Immunsystem stimulierenden Eigenschaften sehr hilfreich.

Was Sie selbst tun können

Trinken Sie bei Erkältung täglich Erkältungstee. Dazu gießen Sie eine Mischung aus je einem Teelöffel Thymian, Lindenblüten und Spitzwegerich mit einem Liter kochendem Wasser auf und lassen den Tee acht bis zehn Minuten ziehen. Auch Fliederblütentee ist hilfreich. Essen Sie Vitamin-C-reiches Obst und Gemüse, außerdem viel Knoblauch zur Stärkung der Abwehrkräfte. Bei Fieber über 38 °C können Sie zusätzlich das homöopathische Mittel Ferrum phosphoricum D6 (täglich dreimal eine Tablette) einnehmen. Tritt auch nach Tagen keine Besserung ein, sollten Sie zum Arzt oder Heilpraktiker gehen.

Wann hat man eigentlich Fieber? Bei einer Körpertemperatur bis 38 °C spricht man von subfebriler Temperatur, bis 38,5 °C besteht mäßiges Fieber, bei über 39 °C spricht man von hohem Fieber.

Manuka bei Erkältungskrankheiten

▶ Nehmen Sie ein heißes Bad mit 10 Tropfen Manuka- und etwas Eukalyptusöl. Beide Öle verrühren Sie in Milch, bevor Sie sie ins Badewasser geben.

▶ Machen Sie mehrmals täglich eine Inhalation. Dazu geben Sie 3 bis 5 Tropfen Manuka in eine Schüssel mit heißem Wasser, bedecken den Kopf mit einem Handtuch und atmen den Dampf 5 bis 10 Minuten ein.

▶ Geben Sie einige Tropfen Manuka auf ein Taschentuch, und atmen Sie den Duft intensiv durch Mund und Nase ein. Darüber hinaus geben Sie vor dem Schlafengehen einige Tropfen Manuka auf das Kopfkissen.

▶ Lassen Sie in den Wohnräumen Manuka verdunsten. Dazu geben Sie mehrmals täglich einige Tropfen in eine Duftlampe oder in den Luftbefeuchter der Heizung.

▶ Nehmen Sie vor dem Zubettgehen ein 40 °C heißes Fußbad mit 5 Tropfen Manuka. Ziehen Sie anschließend Baumwollsocken und Wollsocken über die feuchten Füße.

Halsschmerzen

Eine Halsentzündung kann verschiedene Ursachen haben. Leichte Hals- und Rachenschmerzen sind oft Begleiterscheinung einer Erkältung oder eines grippalen Infekts. Sind die Halsschmerzen dagegen von (hohem) Fieber und einer Schwellung am Hals begleitet, kann es sich um eine akute Entzündung der Rachenmandeln (Angina tonsillaris) handeln. Auch eine Kehlkopfentzündung oder eine virusbedingte Kinderkrankheit (z. B. Windpocken oder Mumps) kündigen sich durch Schmerzen in Hals und Rachen an.

Mit Manuka gegen Halsweh

▶ Gurgeln Sie mehrmals täglich mit Manuka. Dazu geben Sie 3 bis 5 Tropfen Manuka in ein Glas mit warmem Wasser oder mit lauwarmem Salbeitee. Rühren Sie die Mischung gut durch. Nehmen Sie einen Schluck von der Lösung, und gurgeln Sie ausgiebig. Sie dürfen die Lösung jedoch nicht schlucken! Statt Salbei pur können Sie auch eine Mischung aus Salbei, Weißdorn und Odermennig zur Teezubereitung verwenden.

▶ Für den Halswickel mit Manuka geben Sie 2 bis 3 Tropfen Manukaöl auf eine mit warmem Wasser angefeuchtete Kompresse. Dann legen Sie die Kompresse um den Hals und fixieren sie mit einem Schal.

▶ Reiben Sie Hals und Brustkorb mit einer Mischung aus 3 Tropfen Manukaöl und 1 Esslöffel Oliven-, Mandel- oder Avocadoöl ein.

Bitte bedenken Sie, dass eine bakterielle Infektion der Rachenmandeln im ungünstigsten Fall auch das Herz, genauer gesagt dessen Innenhaut (das Endokard) in Mitleidenschaft ziehen kann.

Grippe oder grippaler Infekt?

Meist ist ein einfacher grippaler Infekt gemeint, wenn von »Grippe« die Rede ist. Denn die echte Grippe (Influenza) beginnt sehr plötzlich mit schweren Symptomen wie Fieber, Schüttelfrost und Gliederschmerzen. Es gibt eine Vielzahl von Grippeviren, die ständig ihre Struktur ändern.

▶ Viren des Typs A verursachen bei Mensch und Tier die Grippe, die alle ein bis drei Jahre zeitlich und räumlich begrenzt (epidemisch) auftritt und sich alle 12 bis 24 Jahre über Länder und Kontinente (pandemisch) ausbreitet.

▶ Viren des Typs B und C befallen nur den Menschen und führen zu leichter, sporadischer Erkrankung.

Was Sie selbst tun können

Der sicherste Schutz vor Grippe ist ein intaktes Immunsystem, das auf die sich ständig ändernden Angreifer reagieren kann. Vor allem die Gruppe der B-Lymphozyten ist für die Abwehr der Grippeviren zuständig. Berücksichtigen Sie daher sämtliche Hinweise, die Ihnen auf Seite 62ff. zum Thema »Infektanfälligkeit« gegeben werden.

Achten Sie grundsätzlich auf eine ausreichende Zufuhr von Vitamin C. Wenn erhöhte Ansteckungsgefahr besteht, genügt die Zufuhr aus der Nahrung oft nicht. Hier ist es sinnvoll, täglich ein bis drei Gramm Vitamin-C-Pulver (= Askorbinsäure) einzunehmen.

Nur bei Kindern, die schon einmal Fieberkrämpfe bekamen oder ein Anfallsleiden haben, sollte man das Fieber frühzeitig unterdrücken.

WICHTIGE VITAMIN-C-LIEFERANTEN

Besonders reich an Vitamin C sind:

- Brombeeren
- Grapefruits
- Johannisbeeren
- Kiwis
- Orangen
- Holunderbeeren
- Paprikaschoten, grün
- Petersilie
- Sanddorn
- Spinat
- Zitronen
- Tomaten

Fieber

Fieberzäpfchen und -tabletten wirken auf den zentralen Temperaturfühler im Gehirn. Zunächst einmal sollte man in diese Regelkreisläufe aber nicht eingreifen.

Normalerweise haben wir eine Körpertemperatur von 37 °C rektal (d. h. im After gemessen) bzw. 36,5 °C axillar (d. h. in der Achselhöhle gemessen). Bei einer Erkältung kann die Körpertemperatur auf 38,5 °C steigen, im Falle von Influenza liegt sie noch höher. Fieber ist der Hinweis auf eine erhöhte Stoffwechselaktivität des Organismus: seine natürliche, notwendige Reaktion zur Bekämpfung der Krankheitserreger. Fieber ist also keine Krankheit, sondern die gesunde und lebenswichtige Antwort des Körpers auf eine Infektion. Es sollte zunächst nicht durch Zäpfchen oder Tabletten unterdrückt werden. Dagegen kann hohes Fieber ab 39,5 °C gefährlich werden und muss unbedingt behandelt werden. Manuka hat zwei in diesem Zusammenhang sehr positive Eigenschaften:

▶ Es führt zu vermehrtem Schwitzen. Durch Schweiß, d. h. durch Verdunstungskälte auf der Haut, versucht der Körper, die erhöhte Temperatur zu senken. Manuka fördert dadurch die Selbstheilungskräfte des Körpers.

▶ Manuka unterstützt durch seine antivirale und antibakterielle Wirkung das Immunsystem bei seinem Kampf gegen die Krankheitserreger. Auch dies kann dazu beitragen, dass das Fieber rascher zurückgeht.

Wadenwickel und Lindenblütentee

Wadenwickel sind ein altbewährtes und unübertroffenes Mittel zur schonenden Fiebersenkung. Dazu legt man kalte nasse Tücher um die Unterschenkel und erneuert die Wickel, sobald sie warm werden. Weil man durch Fieber und Schwitzen viel Flüssigkeit verliert, sollte man viel trinken (etwa drei Liter pro Tag). Günstig sind Tees aus Lindenblüten, Holunderblüten oder

Thymian. Es ist unbedingt Bettruhe einzuhalten, denn Fieber schwächt den Kreislauf. Bei hohem Fieber empfiehlt sich eine stündliche Ganzkörperwaschung mit Essigwasser (ein Esslöffel Essig auf ein Liter Wasser).

Schwitzkur

Grundsätzlich ist eine Schwitzkur nur Menschen zu empfehlen, die einen stabilen Kreislauf und ein gesundes Herz haben. Bei einer Schwitzkur gehen Sie folgendermaßen vor:

▶ Sie mischen Lindenblüten und Holunderblüten im Verhältnis 1:1, gießen 4 Teelöffel davon mit 1/2 Liter kochendem Wasser auf, seihen nach 10 Minuten ab und trinken den Tee so heiß wie möglich.

▶ Anschließend nehmen Sie ein 5-minütiges Heublumenbad, dem Sie heißes Wasser zulaufen lassen, bis es eine Temperatur von etwa 40 °C erreicht hat.

▶ Nach dem Bad streifen Sie das Wasser ab, trocknen sich aber nicht ab, sondern wickeln sich in ein vorgewärmtes Laken. Darüber wickeln Sie eine Wolldecke und legen sich so längstens 30 Minuten ins Bett. Dann trocknen Sie den Schweiß, ziehen frische Wäsche an und ruhen sich anschließend mindestens 1 Stunde aus.

▶ Bei kreislaufgeschwächten Patienten erreichen Sie mit Brustwickeln im Wechsel mit kalten Wadenwickeln ein ähnliches Ergebnis.

Sie sollten nicht allein in der Wohnung sein, wenn Sie eine Schwitzkur machen, denn es besteht auch bei völlig gesunden Menschen die Gefahr der Kreislaufüberlastung.

Fieber senken mit Manuka

▶ Geben Sie bei der Schwitzkur 10 Tropfen Manukaöl in das Heublumenbad, und inhalieren Sie die Dämpfe.

▶ Lassen Sie in den Wohnräumen Manuka verdunsten. Dazu geben Sie mehrmals täglich einige Tropfen in eine Duftlampe, eine Schale mit heißem Wasser oder in den Luftbefeuchter der Heizung.

Krampfadern

Aus den Beinen muss das venöse Blut entgegen der Schwerkraft Richtung Herz gepumpt werden. Klappen im Inneren der Venen hindern das Blut am Rückfluss in die Füße.

Krampfadern (so genannte Varizen) sind erweiterte und »krumme« Venen. Ursache ist eine Venenschwäche oder -schädigung, bei der das Blut nicht mehr problemlos zum Herz zurückfließen kann. Das Blut versackt in den Beinvenen und dehnt die vorgeschädigten Venenwände noch mehr. Frauen sind etwa doppelt so häufig betroffen wie Männer. Faktoren, die die Entstehung von Krampfadern begünstigen, sind:

▶ Ererbte Bindegewebsschwäche
▶ Ein Beruf, der im Stehen oder Sitzen ausgeübt wird
▶ Übergewicht und Bewegungsmangel
▶ Ballaststoffarme Ernährung, chronische Verstopfung und infolgedessen starke Bauchpresse bei der Stuhlentleerung
▶ Hormonelle Veränderungen durch Schwangerschaft oder die Einnahme der Antibabypille

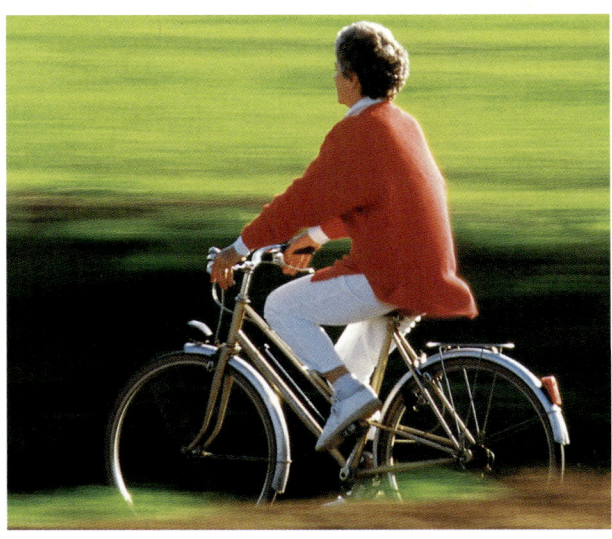

Regelmäßiger leichter Sport wie Radfahren, Wandern oder Joggen ist die denkbar beste Vorbeugung – nicht nur gegen Krampfadern.

Das können Sie selbst tun

Um den Blutstrom in den Venen zu erleichtern, sollten Sie sich viel bewegen und die Beine vertreten. Wenn sich die Beinmuskulatur zusammenzieht, drückt sie von außen auf die Venen und presst den Blutstrom nach oben – man nennt diesen Vorgang Muskelpumpe. Wann immer Sie können, sollten Sie die Beine hoch lagern.

▶ Sehr zu empfehlen sind kalte Wadengüsse, wobei der Wasserstrahl immer in Richtung Herz geführt werden sollte.

▶ Auch Stützstrümpfe dienen zur Kompression der Venen. Durch das Eincremen mit heparinhaltiger Salbe bilden sich weniger leicht Blutgerinnsel. Bei leichteren Varizen helfen die Wirkstoffe der Rosskastanie, die es ebenfalls als Salbe zu kaufen gibt. Leider bilden sich Krampfadern nicht mehr zurück. Auch das operative »Stripping« bzw. das Veröden der betroffenen Gefäße schafft nicht immer Abhilfe. Vorbeugung ist also das beste Mittel gegen Krampfadern.

▶ Stärken Sie Ihr Bindegewebe durch Vitamin-B- und Vitamin-C-reiche Kost.

Wadenkrämpfe sind nur selten Begleiterscheinung der Venenkrankheit. Die Krampfader hat auch nichts mit Krämpfen zu tun, sondern geht zurück auf den Begriff »Krummader«, der das Krankheitsbild sehr treffend beschreibt.

Vorbeugen mit Manuka

▶ Massieren Sie die Beine regelmäßig (immer nur in Richtung Herz streichen), und verwenden Sie dazu ein Öl aus 100 Milliliter Lavendel-, Oliven-, Avocado- oder Mandelöl, vermischt mit 20 Tropfen Manuka. Tragen Sie das Öl sparsam, dafür aber mehrmals täglich auf.

▶ Machen Sie abends kalte Wadenwickel: Dazu feuchten Sie ein Baumwolltuch mit kaltem Wasser an, dem Sie Manuka zugesetzt haben (10 Tropfen auf 1 Liter Wasser). Lagern Sie die Beine hoch, während der Wickel angelegt ist.

Unterschenkelgeschwüre

Schon bei kleinsten Verletzungen kann eine Krampfader bluten. Weil die Haut schlecht mit Blutgefäßen versorgt ist, verheilt die Wunde nur langsam oder unvollständig. Die oberen Hautschichten sterben ab und bilden einen idealen Nährboden für Keime. Jetzt können sich Eitererreger ansiedeln, und langfristig stirbt das Gewebe vielleicht sogar ganz ab. Man spricht von einem offenen Bein bzw. einem Unterschenkelgeschwür (Ulcus cruris).

Das Unterschenkelgeschwür muss regelmäßig durch einen erfahrenen Arzt oder Heilpraktiker begutachtet werden, und auch die tägliche Behandlung erfordert einige Kenntnisse in Krankenpflege.

▶ Neben Krampfaderpatienten sind Diabetiker eine Personengruppe, die häufig unter Unterschenkelgeschwüren leidet, denn infolge langjähriger Zuckerkrankheit leiden sie an Arteriosklerose und Durchblutungsstörungen.

▶ Auch unbehandelte Verletzungen bei der Fußpflege oder durch Barfußlaufen können der Beginn eines Ulcus cruris sein.

Manuka bei Unterschenkelgeschwür

▶ Reinigen Sie die Hautstelle mit abgekochtem oder destilliertem Wasser, vermischt mit einigen Tropfen Manuka.

▶ Mischen Sie 200 Milliliter »Retterspitz – Äußerlich« (aus der Apotheke) mit 200 Milliliter destilliertem Wasser, und fügen Sie 10 Tropfen Manuka hinzu. Feuchten Sie eine sterile Kompresse mit dieser Lösung an, und legen Sie sie etwa 30 Minuten auf die betroffene Hautstelle. Machen Sie diese Anwendung 3-mal täglich. Die Mischung kann in einem Glasgefäß (Twist-off-Glas) einige Tage im Kühlschrank aufbewahrt werden. Vor dem Abfüllen sollten Sie Gefäß und den Deckel mit kochendem Wasser reinigen.

Verletzung vermeiden, dem Ulkus vorbeugen

Bei Diabetikern und Patienten mit Durchblutungsstörungen verheilen selbst kleinste Verletzungen (z. B. durch unsachgemäße Pflege der Fußnägel) schwer oder gar nicht, und es stirbt Hautgewebe ab. Besteht bereits ein Unterschenkelgeschwür, so bedarf es intensivster Pflege. Hilfreich sind Bäder mit Kamillosan und eine Wundbehandlung mit Wasserstoffperoxid (zweimal täglich). Manuka hat mild desinfizierende Eigenschaften und dringt aufgrund seiner kleinen Molekularstruktur tief ins Gewebe ein. Dadurch sorgt es für eine rasche Regeneration des Gewebes.

Läusebefall und Krätze

Parasiten sind noch immer nicht aus der Welt, und Kinder bringen oft Läuse aus dem Kindergarten, vom Spielplatz oder aus der Schule mit nach Hause. Klagen sie über ständiges Kopfjucken, sollte man das Kopfhaar einer genauen Kontrolle unterziehen.

▶ Ausgewachsene Kopflausweibchen sind bis zu drei Millimeter lang und auch mit bloßem Auge sichtbar. Sie sind grau bzw. rötlich (wenn sie sich mit Blut vollgesaugt haben, was etwa alle drei Stunden geschieht). Der Speichel der Laus gelangt durch das Blutsaugen in die Kopfhaut und verursacht den heftigen Juckreiz.

▶ Die Nissen, also die Eier der Laus, sind nur 0,8 Millimeter groß und von gelblicher Farbe. Sie kleben wie Perlen an einer Schnur an den Haaren, meist nahe der Haarwurzel. Nissen sind sehr widerstandsfähig und lassen sich durch die herkömmliche Kopfwäsche und auch durch Manuka nicht entfernen.

In Kindergärten und Schulen treten immer wieder Läuse auf. Körperpflege allein ist kein ausreichender Schutz, denn Läuse werden vor allem durch Gebrauchsgegenstände wie Kamm, Bürste oder Mütze übertragen.

Mit Manuka gegen Kopfläuse

Herkömmliche Mittel gegen Läuse wirken rascher und stärker, manche Menschen aber vertragen sie nicht. Gerade dann sollte man einen Versuch mit Manuka machen.

▶ Geben Sie 10 Tropfen Manuka auf 1 Teelöffel Ihres Haarshampoos, schäumen Sie die Haare gründlich damit ein, massieren Sie die Kopfhaut, und lassen Sie das Shampoo 15 Minuten einwirken. Dann spülen Sie gründlich aus. Das Handtuch sollte kochfest sein und separat gewaschen werden. Anschließend kämmen Sie das Haar mit einem feinzinkigen Läusekamm, am besten im Freien, mehrmals durch.

▶ Mischen Sie 50 Milliliter destilliertes Wasser mit 50 Tropfen Manuka. Geben Sie die Lösung ins frisch gewaschene Haar, und massieren Sie sie gründlich ein. Eine Menge von 50 Milliliter reicht für mehrere Anwendungen.

▶ Reinigen Sie Kamm, Haarbürste und alles, was mit der befallenen Kopfhaut in Berührung kommt (Kissen, Mütze etc.), mit Manuka. Dazu geben Sie 10 Tropfen Manuka in 1 Liter Wasser.

Mindestens zehn Tage Manuka

Manuka kann zwar die Läuse, jedoch nicht ihre Nissen töten. Die Behandlung mit Manuka muss deshalb so lange dauern, bis alle Läuse ausgeschlüpft sind und keine Nissen mehr gelegt werden. Da der Wachstumszyklus vom Ei bis zur Geschlechtsreife etwa zehn Tage dauert, ist eine tägliche Haarwäsche mit Manuka ca. zwei Wochen lang erforderlich, um die Läuse wirksam zu bekämpfen. Hilfreich sind zusätzliche Spülungen mit Essigwasser (zwei Esslöffel Essig pro Liter Wasser). Fragen Sie in der Apotheke auch nach chemischen Mitteln. Lesen Sie jedoch den Beipackzettel, denn manche dieser Mittel enthalten z. B. das Nervengift Lindan, das erhebliche Nebenwirkungen verursacht.

Beachten Sie bitte auch, dass ein Befall durch Kopfläuse eine meldepflichtige Krankheit ist. Sprechen Sie also bei Ihrem Gesundheitsamt vor.

Krätze (Skabies)

Erreger der Krätze ist eine etwa 0,2 Millimeter große Milbenart, deren Weibchen sich in die Hornschicht der Haut bohrt und dort Gänge (etwa einen Zentimeter lang) baut, um ihre Eier darin abzulegen. Diese Gänge sind als dunkle Striche auf der Haut sichtbar, die umgebende Haut ist stark gerötet, sie juckt und zeigt knötchenförmige Erhebungen. Krätze tritt vor allem an Stellen auf, wo die Haut besonders zart ist oder wo sie Falten bildet, z. B. in der Achselhöhle, in der Kniekehle und Ellenbeuge, zwischen den Fingern, an den Warzenhöfen der Brust oder am Penis. Dagegen bleiben Kopf und Rücken meist verschont. Der Juckreiz – am schlimmsten bei Bettwärme – verleitet zum Kratzen; an den Kratzwunden bilden sich rasch Eiterpusteln oder ein Ekzem.

Ebenso wichtig wie die Behandlung der betroffenen Hautstellen ist die gründliche Reinigung von Wäsche, Bettwäsche und Matratze. Leib- und Bettwäsche kochen.

Krätzemilben bekämpfen mit Manuka

▶ Baden Sie die betroffenen Hautstellen in Manuka. Dazu geben Sie 8 Tropfen in 1 Liter warmes Wasser. Tragen Sie dann die verordneten Mittel auf.
▶ Desinfizieren Sie Kleidung und Bett mit Manuka.

Vorsicht, ansteckend

Krätze ist sehr ansteckend und wird durch enge Berührung übertragen. Ein einfacher Händedruck genügt jedoch nicht zur Ansteckung.
● Große Ansteckungsgefahr besteht hingegen bei engem Kontakt (Geschlechtsverkehr, beengte Wohnverhältnisse).
● Standardmittel sind Perubalsam und schwefelhaltige Salben. Gehen Sie bei Verdacht auf Krätze zum Arzt!

Muskelschmerzen und Hexenschuss

Hauptursache für Muskelschmerz ist eine Überlastung der Muskulatur durch zu viel körperliche Bewegung oder eine Muskelverspannung durch einseitige und starre Körperhaltung bei gleichzeitigem Bewegungsmangel. Bei sportlicher Überbeanspruchung schaltet der Organismus auf ein Notprogramm um und verbrennt Energie, obwohl nicht genügend Sauerstoff zur Verbrennung vorhanden ist (so genannter anaerober Stoffwechsel). Als Folge davon sammeln sich in der Muskulatur saure Stoffwechselprodukte an und verursachen Muskelkater.

Viele Menschen arbeiten am Computer und belasten Nacken, Schulterpartie und Rücken viele Stunden täglich einseitig. Immer mehr Menschen haben deshalb Schmerzen in diesem Bereich. Beugen Sie vor mit Manuka.

Nach neueren Erkenntnissen entstehen bei Muskelkater auch viele kleine Muskelfaserrisse. Die Verhärtungen bei Muskelkater sind zwar sehr schmerzhaft, doch nach etwa 72 Stunden wieder vorbei. Muskelverspannungen infolge von Bewegungsmangel vergehen nicht von allein und können sich sogar verschlimmern. Manuka hilft bei beiden Formen von Schmerz.

Aufwärmtraining und Gymnastik

▶ Je weniger man körperliche Aktivität gewöhnt ist, desto leichter bekommt man Muskelkater. Bevor man mit dem Sport beginnt, sollte man deshalb ein Aufwärmtraining machen und die Muskulatur dehnen. Eine heiße Dusche nach dem Sport fördert die Durchblutung und damit den Abtransport von Stoffwechselmüll aus der Muskulatur.

▶ Muskelschmerzen infolge von Bewegungsmangel sollte man durch regelmäßige Gymnastik (z. B. Rückenschule) ausgleichen.

▶ Isometrische Übungen kann man sogar am Arbeitsplatz durchführen.

Hexenschuss

Hexenschuss (Lumbago) äußert sich durch schlagartig auftretende, starke Schmerzen im Bereich von Kreuz und Lenden. Die Auslöser können vielfältig sein: eine falsche Bewegung, eine Muskelverkrampfung, langes Sitzen, nasse und kalte Füße, Kälte im Rückenbereich, aber auch Abnutzungs- und Alterungserscheinungen der Wirbelsäule. Manchmal verbirgt sich hinter dem vermeintlichen Hexenschuss auch ein Bandscheibenvorfall. Die beste Vorbeugung gegen Hexenschuss ist regelmäßige körperliche Bewegung. Ein heißes Vollbad entspannt die Muskulatur und wirkt schmerzlindernd. Manuka hat die Eigenschaft, tief ins Gewebe einzudringen. Es fördert die Durchblutung des Gewebes, was wiederum den Stoffwechsel beschleunigt und Schmerzen mindert.

Mit Manuka gegen Muskelschmerz

▶ Nehmen Sie ein heißes Vollbad von etwa 15 Minuten Dauer, und geben Sie 8 bis 10 Tropfen Manuka, aufgelöst in etwas Milch, ins Badewasser.

▶ Stellen Sie eine Mischung aus 1 Esslöffel Oliven-, Mandel- oder Avocadoöl mit 10 Tropfen Manuka her, und reiben Sie mit dieser Mischung mehrmals täglich die betroffenen Muskelpartien ein.

▶ Bei starken Beschwerden massieren Sie mehrmals täglich einige Tropfen Manuka pur in die schmerzenden Muskelpartien ein.

▶ Legen Sie eine warme Kompresse auf die schmerzende Muskelstelle. Dazu tauchen Sie einen Waschlappen oder ein Gästehandtuch in heißes Wasser, wringen es aus und geben dann einige Tropfen Manuka auf die Kompresse.

Sport ist gesund und macht uns hart. Recht und schön, aber die Muskeln sollten nicht verhärten. Steigern Sie Ihre Leistung allmählich, das ist die beste Garantie gegen Muskelkater.

Nebenhöhlen- und Ohrenentzündung

Die Entzündung der Nasennebenhöhlen (Sinusitis) gehört zu den häufigsten Folgeerkrankungen einer Erkältung. Sie wird meist durch bakterielle Erreger hervorgerufen. Wenn ein Schnupfen länger als zehn Tage dauert, wenn die Nase mehr und mehr verstopft und wenn vermehrt grünliches Sekret geschnäuzt wird, dann besteht Verdacht auf eine Sinusitis. Oft treten zusätzlich anhaltende Schmerzen im Gesicht auf, z. B. im Stirnbereich (bei Stirnhöhlenvereiterung) oder unterhalb der Augen (bei Kieferhöhlenvereiterung). Hinzu kommen allgemeine Beschwerden wie Fieber und Mattigkeit.

Raucher sollten bei Nebenhöhlenentzündung ganz auf ihr Laster verzichten, denn Rauchen schädigt die Schleimhäute der Atemwege und schwächt die körpereigenen Abwehrkräfte.

▶ Wird die Entzündung chronisch, so kann es zur Kieferhöhleneiterung kommen (erkennbar am üblen Geruch), außerdem zu Schleimabfluss in den Rachen, chronischer Heiserkeit oder zur Bildung von Nasenpolypen.

▶ Eine unbehandelte Sinusitis kann gefährliche Folgen haben, z. B. Mittelohrentzündung, Stirnhöhlen- oder Gehirnhautentzündung. Warten Sie nicht zu lange! Klingen die Symptome nicht innerhalb von drei bis vier Tagen ab, sollten Sie einen Arzt aufsuchen.

Zunächst die Ursache klären

Meist ist eine Erkältung der Sinusitis vorangegangen, möglicherweise sind die Beschwerden jedoch auch durch Heuschnupfen, eine unerkannte Hausstaub- oder Kuhmilchallergie, durch eine Unverträglichkeit von Gluten (einem Eiweißbestandteil des Weizens) oder durch dauerhaft zu trockene Luft verursacht. Dies kann letztlich nur durch einen Test abgeklärt werden. Für die gewöhnliche Sinusitis gibt es eine Reihe von Behandlungsmöglichkeiten.

Sinusitis behandeln mit Manuka

▶ Besonders günstig bei Sinusitis ist eine Wärmebehandlung, z. B. mit Rotlicht, oder Inhalationen. Durch Inhalation von Manuka gelangen die antibakteriell wirkenden Dämpfe unmittelbar dorthin, wo sich die krankhaften Prozesse abspielen. Geben Sie dazu 3 bis 5 Tropfen Manuka sowie 3 Tropfen Japan- oder Chinaöl in eine Schüssel mit heißem Wasser, und atmen Sie unter einem Handtuch den Dampf 5 bis 10 Minuten ein.

▶ Lassen Sie in Ihren Wohnräumen Manuka verdunsten, und geben Sie auch einige Tropfen Manuka auf das Kopfkissen.

▶ Begleitend können Sie das Homöopathikum Cinnabaris D6 einnehmen (3-mal täglich 1 Tablette).

▶ Zusätzlich helfen Nasenduschen mit 1-prozentiger körperwarmer Kochsalzlösung.

Rotlicht ist ein intensiv wärmendes Licht, das auch bei Muskelschmerz und -verspannungen für Linderung sorgen kann.

Ohrenschmerzen und Ohrentzündung

Ohrenschmerzen sind in der Regel die vorübergehende und harmlose Begleiterscheinung einer Erkältung, sie können aber auch als Symptom einer infektionsbedingten (Mittel-) Ohrentzündung auftreten. Als Tuben bzw. Ohrtrompeten bezeichnet man die Verbindung zwischen Nasen-Rachen-Raum und Mittelohr. Über diese Trompeten können Krankheitserreger aus dem Mundbereich ins Mittelohr gelangen und eine akute Mittelohrentzündung auslösen. Typische Symptome sind Hörstörungen und heftige Ohrenschmerzen, die erst nachlassen, wenn der Eiter das Trommelfell durchbrochen hat. Der Eiterabfluss dauert normalerweise 12 bis 14 Tage. Wenn keine Komplikationen auftreten, heilt die Trommelfellperforation ohne bleibenden Schaden wieder zu.

Mögliche Komplikationen

Die Endung »-itis« besagt, dass es sich um eine Entzündung handelt (z.B. Sinusitis, Gastritis), die Endung »-ose« deutet darauf hin, dass es sich um eine degenerative Erkrankung bzw. eine Verschleißerkrankung (z.B. Zirrhose, Arthrose) handelt.

Gefährlich werden Ohrenentzündungen, wenn sie sich auf den äußeren Gehörgang ausweiten. Die gefürchtetste Komplikation ist ein Durchbruch der Entzündung ins Gehirn. Daher sollten Sie bei Ohrenentzündung vom Arzt klären lassen, ob eine Behandlung mit Manuka ausreichend ist oder ob sie nur ergänzend zu einer Antibiotikabehandlung eingesetzt werden soll.

Mit Manuka gegen Ohrenschmerzen

▶ Reiben Sie die Ohrmuschel mit purem Manuka ein.
▶ Mischen Sie 5 Tropfen Manuka mit 10 Tropfen Lavendelöl, und träufeln Sie davon mehrmals täglich einige Tropfen mit einer Pipette in das schmerzende Ohr. Alternativ dazu können Sie eine Mischung aus 10 Milliliter Schwedenbitter mit 5 Tropfen Manuka anwenden.
▶ Reiben Sie im Sinn der ganzheitlichen Behandlung Brustkorb und Rücken mit einer Mischung aus 20 Milliliter Macadamianussöl und 20 Tropfen Manuka ein.

Rechtzeitig zum Arzt! Um Komplikationen zu vermeiden, sollten Sie bei Ohrenschmerzen klären lassen, ob eine Ausweitung der Entzündung droht.

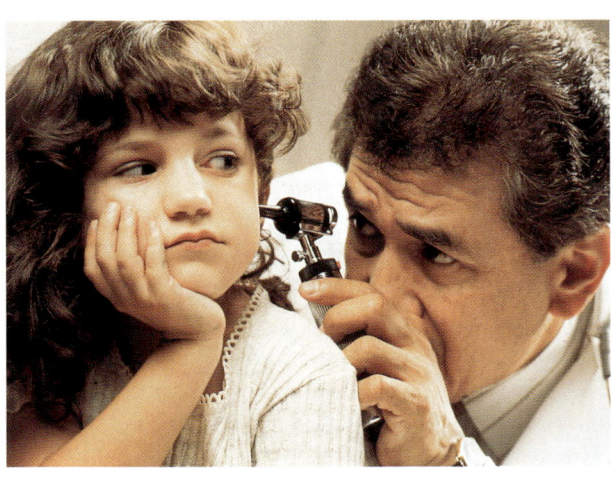

Rheumatische Erkrankungen, Gicht

Mit dem Begriff »Rheumatismus« werden im allgemeinen Sprachgebrauch viele chronische Gelenk- und Wirbelsäulenerkrankungen zusammengefasst. Die häufigste rheumatische Erkrankung ist die chronische Polyarthritis, die auf einem entzündlichen Vorgang beruht. Dagegen handelt es sich bei der Arthrose um einen Gelenkverschleiß.

Chronische Polyarthritis

Die chronische Polyarthritis beginnt mit Morgensteifigkeit und schmerzhaften Schwellungen in den Finger- und Handgelenken. Weitere Kennzeichen sind kalte und feuchte Hände, Nachtschweiß, gestörtes Allgemeinbefinden. Die Krankheit verläuft in Schüben und befällt nach den kleinen Gelenken der Hand auch die größeren Gelenke, wie Knie, Hüfte, Ellenbogen und Fuß. Die Entzündung zerstört Gelenkknorpel und Knochen und führt vom Bewegungsverlust über die Versteifung bis zur Deformierung des Gelenks. Außerhalb des Bewegungsapparats machen sich Symptome wie Blutarmut und Hautknoten bemerkbar.

Rund zwei Prozent der Bevölkerung sind von dieser Krankheit betroffen, deren Ursache nicht eindeutig geklärt ist. Frauen erkranken dreimal so häufig wie Männer. Es wird eine Störung im Immunsystem als Krankheitsursache angenommen, da sich im erkrankten Gewebe vermehrt Abwehrzellen befinden und weil im Blut besondere Antikörper, die so genannten Rheumafaktoren, nachweisbar sind. Eine ursächliche Behandlung ist bei »Rheuma« leider nicht möglich. Man versucht daher, die Schmerzen zu lindern und die Entzündungsreaktion zu bekämpfen.

Die Gelenkarthrose ist ein Verschleißprozess, der durch Fehlbelastung und Übergewicht begünstigt wird. Bei der chronischen Polyarthritis weiß die Wissenschaft hingegen noch nicht, was eigentlich die Ursache ist.

Gicht (Arthritis urica)

Gicht – auch eine rheumatische Erkrankung – entsteht, wenn infolge einer ererbten oder erworbenen Stoffwechselstörung im Körper zu viel Harnsäure vorhanden ist und sich an verschiedenen Stellen, insbesondere in den Gelenken und in den Nieren, ablagert. Zunächst verursacht ein erhöhter Harnsäurespiegel noch keine Beschwerden. Der akute Gichtanfall wird durch üppiges Essen mit reichlich Alkohol, manchmal auch durch Unterkühlung ausgelöst. Am häufigsten betroffen ist das Grundgelenk der großen Zehe, seltener das Knie: Das Gelenk schwillt an und schmerzt; die Haut ist gerötet, meist tritt Fieber auf. Ab einer Konzentration von neun Milligramm pro Deziliter Blut kristallisiert Harnsäure. Gichtknoten entstehen, wenn das Gewebe versucht, diese Kristalle einzukapseln. Zur Vermeidung hoher Harnsäurewerte sollten Gichtkranke deshalb auf purinreiche Nahrungsmittel wie Bier, Hülsenfrüchte, Innereien und Geflügelhaut verzichten.

Für Gichtkranke günstige Lebensmittel sind Milch und Milchprodukte, Obst, Salat und Gemüse (mit Ausnahme von Spinat, Blumenkohl, Spargel und Pilzen).

Manuka gegen schmerzende Gelenke

▶ Tragen Sie einige Tropfen Manuka pur auf das schmerzende Gelenk auf. Manuka verbessert die Durchblutung, wirkt schmerzlindernd (analgetisch) und erhöht die Beweglichkeit des Gelenks.

▶ Nehmen Sie täglich ein Heublumenölbad mit 20 Tropfen Manuka, emulgiert in etwas Sahne (siehe Seite 28).

▶ Mischen Sie ein Massageöl aus 50 Milliliter Oliven-, Mandel- oder Avocadoöl und 20 Tropfen Manuka. Dieses Öl tragen Sie mehrmals täglich sanft massierend auf das kranke Gelenk auf.

▶ Ergänzend dazu trinken Sie Tee aus Tüpfelfarn.

Vaginalpilz und Vaginalentzündung

Grundsätzlich sollten Sie bei Erkrankungen im Genitalbereich einen Facharzt (Gynäkologen bzw. Urologen oder Hautarzt) aufsuchen. Erst wenn die Diagnose gesichert ist, kann entschieden werden, ob eine unterstützende Behandlung mit Manuka sinnvoll ist. Ursache einer Erkrankung der weiblichen Scheide (Vagina) ist oft eine Infektion mit Viren, Bakterien oder Pilzen. Manuka kann hier durch seine antivirale, antibakterielle und antimykotische Wirkung die Ursache zu beseitigen helfen. Wiederholtes Auftreten von Vaginalerkrankungen kann verschiedene Ursachen haben:

▶ Der Partner ist ebenfalls infiziert (oft ohne es zu merken), hat sich nicht behandeln lassen und die Frau jetzt erneut angesteckt. Bei allen Erkrankungen im Genitalbereich ist eine Partnerbehandlung erforderlich.

▶ Auch übertriebene Intimhygiene, z. B. übermäßiger Gebrauch von Intimwaschlotionen, scharfen oder gar desinfizierenden Mitteln, zerstört das Säure-Basen-Gleichgewicht im Genitalbereich und ermöglicht das Eindringen von Krankheitskeimen.

Immer wiederkehrender Ausfluss mit Juckreiz ist oft der erste Hinweis auf eine bisher unbekannte Zuckerkrankheit. Nicht nur der Frauenarzt ist also zuständig für dieses Problem.

Pilzinfektion der Scheide

Typische Symptome einer Pilzinfektion der Scheide sind Juckreiz, Entzündung und starke Hautrötung, auch im Bereich des Scheideneingangs, sowie milchig-weißer Ausfluss. Beim Mann führt die Infektion zur Entzündung und Rötung der Eichel. Hervorgerufen wird die Krankheit vor allem durch Hefepilze, meist Candida albicans, die sich auf der (Schleim-)Haut abwehrgeschwächter (oft chronisch kranker) Menschen ansiedeln. Pilzerkrankungen werden auch durch Medikamente, z. B. durch Kortison, gefördert.

Abwehrgeschwächt und anfällig

Die durch den Candidapilz hervorgerufene Krankheit bezeichnet man auch als Soor. Der Pilz kann sich nur dann im Genitalbereich ansiedeln, wenn die natürliche Keimflora gestört ist. Bestimmte Personengruppen sind daher sehr anfällig für eine Pilzinfektion, vor allem Diabetiker, außerdem Frauen, die die Antibabypille einnehmen, sowie schwangere Frauen (die Infektion kann sich während des Geburtsvorgangs auch auf das Kind übertragen). Auch Menschen, die Antibiotika, Kortison, Zytostatika (zur Tumortherapie) oder Immunsuppressiva (z. B. zur Leukämiebehandlung) einnehmen müssen, sind gefährdet.

Auch Mädchen vor der Pubertät sind aufgrund des Östrogenmangels anfällig für eine durch Bakterien verursachte Form der Scheidenentzündung.

Entzündung der Scheide

Neben der Pilzinfektion können noch andere Faktoren eine Entzündung der Scheide (Kolpitis, Vulvovaginitis) verursachen: zu enge oder luftundurchlässige Kleidung, Allergie gegen Seifen, Waschmittel oder Synthetikfasern, Herpes genitalis oder Gonorrhö.

Pilze mit Manuka behandeln

▶ Machen Sie täglich ein Manukasitzbad (siehe dazu Seite 31).

▶ Mischen Sie 100 Milliliter destilliertes Wasser mit 20 Tropfen Manuka. Führen Sie einen mit dieser Lösung getränkten Tampon in die Scheide ein, und erneuern Sie ihn alle 8 bis 12 Stunden.

▶ Zur Behandlung des äußeren Scheidenbereichs mischen Sie 10 Milliliter Johanniskrautöl mit 2 Tropfen Manuka. Damit betupfen Sie 4- bis 5-mal täglich nach der Toilette die Schleimhaut, die inneren und äußeren Schamlippen.

Warzen, Wundliegen und »Wolf«

Warzen (Verrucae) zählen zu den gutartigen Hautgeschwulsten. Man unterscheidet zunächst einmal zwischen gewöhnlichen Stachelwarzen – scharf begrenzten, flachen oder halbkugeligen Knötchen mit höckeriger (verruköser) Oberfläche – und in die Tiefe wachsenden Dornwarzen sowie Dellwarzen. Bei allen Formen handelt es sich um eine Viruserkrankung, der Vorschub geleistet wird durch Durchblutungsstörungen und Immundefekte. Warzen sind nur schmerzhaft, wenn sie an der Handinnenfläche oder an der Fußunterseite auftreten oder wenn man sie aufkratzt. Letzteres kann bei Dellwarzen die Übertragung des Virus auf gesunde Hautpartien zur Folge haben.

Eine Warze dürfen Sie weder aufschneiden noch aufkratzen, weil sonst die Gefahr einer Infektion besteht.

Behandlung von Warzen

Die Schulmedizin und die Volksmedizin verfügen über mehrere Möglichkeiten, Warzen zu behandeln, z. B. Ausbrennen, Vereisen, Ausätzen oder die operative Abtragung. Manuka hat sich aufgrund seiner antiviralen Wirkung auch zur Behandlung von Warzen sehr gut bewährt. Allerdings muss man etwas geduldig sein, denn der Erfolg stellt sich oft erst nach ein paar Wochen ein. Manuka dringt tief in die Haut ein, ist aber gleichzeitig ein absolut mildes und hautschonendes Mittel.

Warzen mit Manuka behandeln

▶ Betupfen Sie 3-mal täglich die Warzen mit Manuka sowie mit einem Thujapräparat. Begleitend nehmen Sie das Homöopathikum »Verintex Kombi« ein.
▶ Dornwarzen betupfen Sie zusätzlich mit einer 50-prozentigen Myrteharztinktur. Tragen Sie abgestorbenes Gewebe vorsichtig ab.

Wundliegen (Dekubitus)

Bei längerer Bettlägerigkeit kommt es durch Druck und Mangeldurchblutung an bestimmten Körperstellen zum Wundliegen. Zunächst ist die Haut umschrieben gerötet, aber intakt, später treten Hautverletzungen auf, die bis in die Tiefe reichen, sich entzünden und möglicherweise zum Absterben von Gewebe führen. Gefährdet ist die Haut an den Auflagepunkten (Kreuzbein, Rollhügel der Hüfte, Knie, Ellenbogen, Schulterblatt und Fuß). Sorgfältige Vorbeugung (Dekubitusprophylaxe) durch Umlagern und weiche Lagerung ist daher nötig. Manuka spielt hier eine wichtige Rolle, weil es in die tiefen Hautschichten eindringt.

Durchblutungsfördernd auf der intakten Haut wirkt die Anwendung von Kälte (Eiswürfel) und Wärme (Fön). Der früher so gerne verwendete Franzbranntwein trocknet die Haut zu sehr aus.

»Wolf« bzw. Intertrigo

Durch Reibung und Schweiß können brennende und juckende Wundherde vor allem in den Körperfalten entstehen. Manuka reinigt, es reguliert die Schweißsekretion und hilft, eine Infektion mit Bakterien oder Pilzen zu verhindern.

Manuka gegen Dekubitus und Intertrigo

▶ Geben Sie regelmäßig einige Tropfen Manuka in das Waschwasser.

▶ Tragen Sie einige Tropfen Manuka pur auf die betroffenen Hautstellen auf, und reiben Sie sie sanft ein.

▶ Mischen Sie eine walnussgroße Menge Hamamelissalbe mit 10 bis 15 Tropfen Manuka, und tragen Sie die Salbe 3- bis 4-mal täglich auf die gereinigte Hautpartie auf.

▶ Mischen Sie 100 Milliliter Olivenöl mit 30 Tropfen Manuka, und tragen Sie es auf die betroffenen Hautstellen auf.

Zahnschmerzen, Karies, Mundgeruch

Meist sind Bakterien die Ursache für Erkrankungen der Zähne und des Zahnfleischs. Sehr viele Menschen leiden an Zahnfleischentzündung (Gingivitis), die durch bakteriellen Zahnbelag entsteht. Wenn sie chronisch wird, spricht man von Parodontitis bzw. Parodontose. Zahnfleischbluten ist fast immer ein Hinweis auf Zahnfleischentzündung. Außerdem ist das Zahnfleisch – beim Zähneputzen – schmerzempfindlich. Später entwickeln sich zwischen dem Zahnfleisch und den Zähnen infizierte Taschen, die dringend behandelt werden müssen. Eine Sonderform der Gingivitis ist das Mundgeschwür. Hier tritt die Entzündung ganz plötzlich auf, oft verbunden mit Mundgeruch, fauligem Geschmack und Vergrößerung der örtlichen Lymphknoten.

Lassen Sie Zahnstein regelmäßig vom Zahnarzt entfernen. Auch das entzieht Kariesbakterien den Nährboden.

Vorbeugung gegen Zahnfleischentzündung

▶ Putzen Sie zweimal täglich, noch besser nach jeder Mahlzeit, die Zähne mit einer weichen Zahnbürste, und reinigen Sie die Zahnzwischenräume mit Zahnseide.

▶ Regelmäßige Vorsorgeuntersuchungen können die meisten Zahn- und Zahnfleischschäden aufspüren und weitere Schäden verhindern.

▶ Essen Sie täglich frisches Obst, weil Vitamin C die Abwehrkraft des Zahnfleischs gegen Bakterien erhöht. Besonders günstig sind Zitronen. Am besten essen Sie täglich zwei Stück – das Fruchtfleisch und den Saft! –, denn das Fruchtfleisch enthält wertvolle Bioflavonoide, die für ein intaktes Bindegewebe und gesunde Schleimhäute sorgen.

▶ Essen Sie außerdem reichlich Hefeflocken und zinkhaltige Nahrungsmittel (z. B. Austern, Weizenkeime, Haferflocken oder Kürbiskerne).

Kräftiges Zahnfleisch durch Manuka

▶ Verwenden Sie eine Zahncreme mit Manukazusatz.

▶ Desinfizieren Sie regelmäßig die Zahnbürste mit Manuka.

▶ Geben Sie Manuka unverdünnt auf den Finger, und massieren Sie damit das entzündete Zahnfleisch.

▶ Bereiten Sie eine Lösung aus 25 Tropfen Lavendelöl, 15 Tropfen Zitrusöl und 20 Tropfen Manuka. Davon geben Sie 1 Tropfen in ein kleines Glas Wasser und spülen den Mund gründlich damit. Dieses Mundwasser wirkt auch hervorragend gegen Karies und Mundgeruch. Sie dürfen das Wasser aber keinesfalls schlucken.

Karies

Über 90 Prozent der Erwachsenen leiden an Karies, einer Zerstörung der harten Zahnsubstanz. Obwohl der Zahnschmelz die härteste Substanz im menschlichen Körper ist, wird auch er durch Bakterien, die sich im Mund ansiedeln, angegriffen. Gewöhnlicher Haushaltszucker und denaturierte Kohlenhydrate wie Weißmehl wirken stark Karies auslösend, weil sie in der Mundhöhle ein Milieu herstellen, in dem sich die Fäulnisbakterien besonders wohl fühlen. Der Zucker verbindet sich mit den Bakterien zu so genannten Glukanen, die durch den Speichel nicht weggespült werden. Auf dem Zahn bilden sich bakterienhaltige Beläge (Plaques). Wie eine dicke Mauer verhindern sie die Mineralstoffaufnahme aus dem Speichel, so dass es zu einem Mineraldefizit im Zahnschmelz kommt. Die Zahnsubstanz wird entkalkt, Zahnschmelz und Zahnbein werden weich und damit anfällig. Außerdem bilden die Bakterien Säuren, die vom Speichel nicht mehr neutralisiert werden können und einen weiteren Bakterienbefall begünstigen.

Klebriges macht Karies. Das gilt nicht nur für Süßigkeiten, sondern z. B. auch für Dörrobst. Während der frische Apfel für Zähne und Zahnfleisch eine echte Wohltat ist, bleiben getrocknete Datteln oder Feigen an den Zähnen kleben.

Fluorhaltige Nahrung und Manuka

Fluor fördert die Remineralisation, d.h. den Wiedereinbau von Mineralstoffen in den Zahnschmelz, und erhöht damit die Widerstandsfähigkeit der Zähne gegen Karies. Reich an Fluor sind Walnüsse, Bückling und Brathering sowie grüner und schwarzer Tee. Verwenden Sie in der Küche Salz, dem Fluor zugesetzt ist. Darüber hinaus sind die Vitamine A, C und D sowie Kalzium, Phosphor und Zink wichtig für die Gesundheit von Zähnen und Zahnfleisch. Wenn Sie Süßigkeiten zu sich nehmen, dann am besten nach der Hauptmahlzeit, da der Speichel dann eine größere Reinigungswirkung aufweist. Manuka ist zur Kariesvorbeugung und -behandlung besonders zu empfehlen, weil es antibakteriell wirkt und dadurch die Kariesbakterien in der Mundhöhle bekämpft.

Mundgeruch

Ursache für Mundgeruch ist nicht immer eine Störung im Mund, sondern manchmal auch eine Erkrankung des Magens oder der Kieferhöhlen. Bei hartnäckigem Mundgeruch sollte die Ursache in jedem Fall geklärt werden. Die meisten Mundwässer sind nicht sehr bekömmlich. Sie enthalten aggressive Zusätze, die die Mundschleimhaut angreifen und die Mundflora zerstören können. Manuka ist frei von Nebenwirkungen, bekämpft aber die Bakterien, die den Mundgeruch erzeugen, sehr erfolgreich. Zur Behandlung von Erkrankungen im Mund eignen sich auch die folgenden Kräuter (als Teeaufguss, Tinktur oder Balsam):

▶ Augentrost	▶ Beinwell	▶ Blutwurz
▶ Eibisch	▶ Isländisch Moos	▶ Kamille
▶ Myrrhe	▶ Ratanhia	▶ Salbei

Lesen Sie das Etikett Ihres Mineralwassers genau. Es sollte genügend natürliches Fluor (mindestens 0,07 Milligramm pro Liter) enthalten.

Babypflege mit Manuka

Aufgrund seiner keimhemmenden und desinfizierenden, dabei aber gleichzeitig ungewöhlich milden Eigenschaften eignet sich Manuka auch zur Säuglingspflege. Allerdings sollte man es nur verdünnt anwenden, denn die sanfte Haut des Babys reagiert sehr empfindlich, auch auf Manuka. Sie können das wertvolle neuseeländische Öl sowohl zur Körperpflege anwenden als auch bei Beschwerden wie Grindflechte oder Windelausschlag.

Gesunde Luft im Kinderzimmer

Das Kinderzimmer muss absolut nicht keimfrei sein, was mit Manuka ohnehin nicht zu erreichen wäre. Günstig für das Kind ist es jedoch, die Luft im Zimmer durch das milde Manuka immer wieder zu reinigen. Vor allem (aber nicht nur), wenn das Kind erkältet ist, ist eine Aromatherapie sinnvoll. Dazu geben Sie fünf Tropfen Manuka in eine Duftlampe, den Luftbefeuchter oder eine Schale mit dampfendem Wasser, die sie außerhalb der Reichweite des Kindes aufstellen. Ebenso angenehm wirkt auch ein mit Manuka beträufeltes Taschentuch, das Sie unter das Kopfkissen Ihres Kindes legen.

Körperpflege

Sie können zur Babypflege ein naturreines Öl verwenden und sollten die Hälfte der jeweils für Erwachsene angegebenen Menge an Manuka untermischen. Auch herkömmlichen Pflegeölen oder -cremes können Sie Manuka beimischen, und zwar einen Tropfen pro Esslöffel.

Die Ursache klären – Beschwerden lindern

● Die Grindflechte (Impetigo contagiosa), eine bakteriell bedingte Hautkrankheit, tritt besonders am Kopf und im Gesicht des Säuglings auf. Zunächst bilden sich Bläschen und Pusteln, die sich später mit gelben bis braunen Krusten überziehen. Zur Behandlung geben Sie drei Tropfen Manuka in eine kleine Tasse Kamillentee, und massieren Sie damit die betroffenen Stellen.

● Milchschorf ist eine Hauterkrankung – nachweisbar durch gesteigertes Immunglobulin E im Blut –, die vorwiegend bei sehr jungen Babys auftritt: Auf der Kopfhaut bilden sich fettige Schuppen, die jucken. Tägliche

Kopfwäschen mit Manuka lassen diesen Ausschlag schnell verschwinden: Erwärmen Sie fünf Tropfen Manuka mit einem Teelöffel Olivenöl im Wasserbad. Massieren Sie diese Mischung in die Kopfhaut des Babys ein, und lassen Sie sie fünf bis zehn Minuten einwirken. Danach den Kopf mit Babyshampoo waschen. Wenden Sie diese Kopfwäschen anfänglich täglich, danach nur noch zweimal pro Woche an.

● Viele Babys leiden an Windelausschlag (Windeldermatitis), der durch die im Urin enthaltenen Säuren verursacht wird. Egal, ob Sie Wegwerfwindeln oder Mullwindeln verwenden, entscheidend ist, dass sie im Fall von Windelausschlag noch häufiger gewechselt werden. Cremen Sie bei jedem Windelwechsel die Babyhaut mit Ringelblumensalbe, der Sie Manuka (zwei Tropfen auf einen Esslöffel) beigemischt haben, ein.

Geben Sie ins Babyölbad etwas Manuka: bei Babys unter 18 Monaten einen Tropfen Manuka auf einen Teelöffel Olivenöl, bei Kleinkindern über 18 Monate drei Tropfen Manuka auf einen Teelöffel Olivenöl.

● Wenn Sie Mullwindeln verwenden, weichen Sie sie vor der Wäsche zwei Stunden in Manukawasser ein: Geben Sie fünf Tropfen Manuka pro Liter Wasser in die Einweichflüssigkeit. Setzen Sie dem Waschwasser für Windeln, Babywäsche, Handtücher und Waschlappen einige Tropfen Manuka zu, das wirkt desinfizierend.

Das sollten Sie beachten

● Das Kind reagiert noch viel empfindlicher als ein Erwachsener, wenn es Manuka in die Augen bekommt. Besondere Vorsicht ist daher bei Anwendungen im Kopfbereich geboten.

● Bevor Sie Manuka bei unklaren Hautproblemen oder Grindflechte anwenden, sollten Sie vom Kinderarzt die Ursache abklären lassen. Dahinter kann sich eine beginnende Neurodermitis, eine Allergie oder eine Erkrankung der inneren Organe verbergen.

● Es ist natürlich nichts dagegen einzuwenden, wenn eine stillende Mutter ihre schmerzenden, trockenen oder rissigen Brüste mit Manuka behandelt. Das Manuka sollte jedoch mit einem anderen Öl (z. B. Jojoba oder Aloe vera) zu einer milden Lotion verrührt werden. Und es sollte nach dem Stillen, nicht etwa unmittelbar vorher aufgetragen werden.

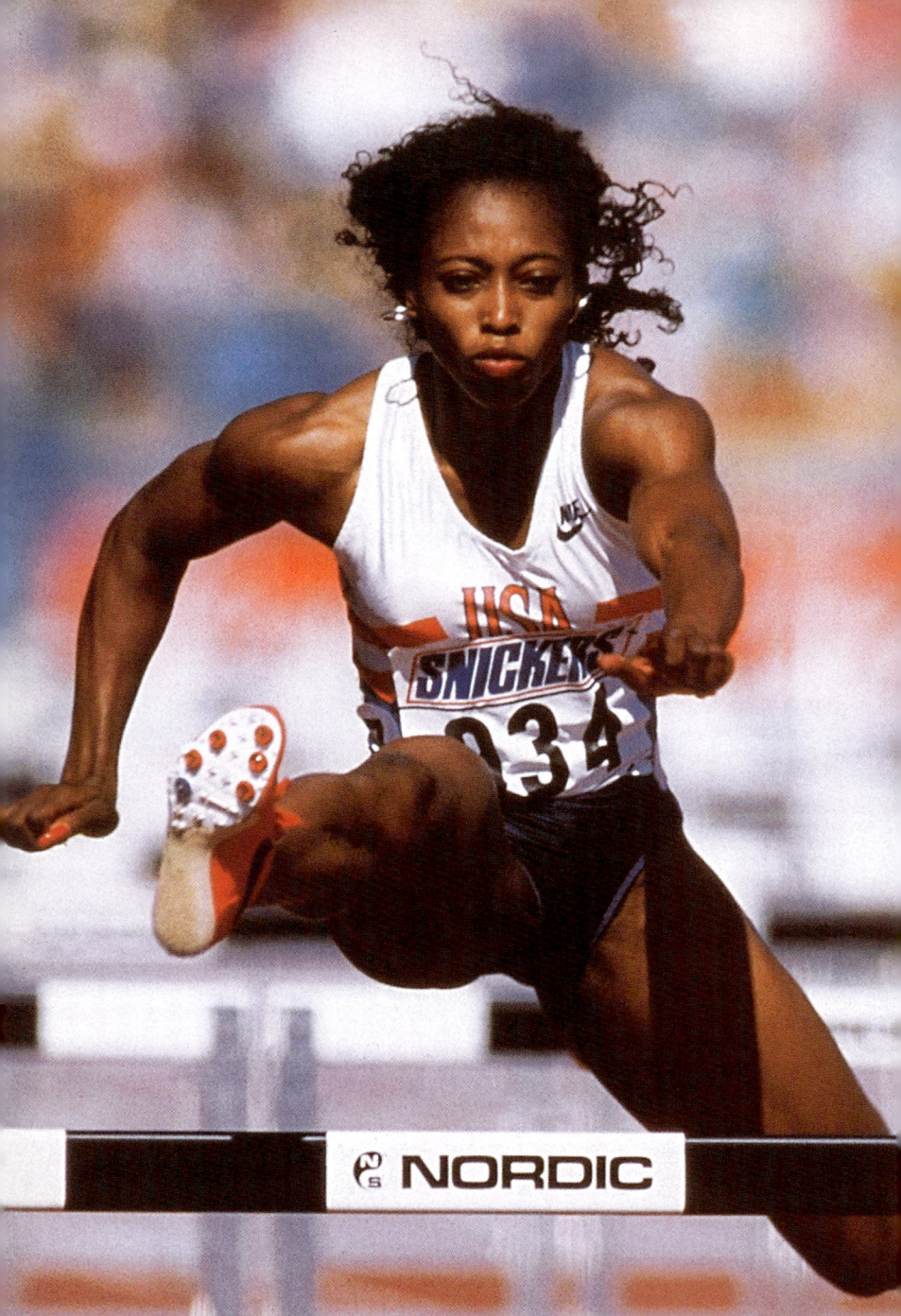

Erste Hilfe mit Manuka

Manuka hat die Eigenschaft, tief in das Gewebe einzudringen. Dadurch ist es effektiver als andere Heilmittel, deren Wirkung sich auf die Oberfläche beschränkt. Manuka wird deshalb erfolgreich in der Sportmedizin angewendet. Darüber hinaus hilft es bei Schnittwunden, Schürfwunden und leichteren Brandwunden. Wegen seiner vielfach positiven Eigenschaften sollte es also weder in der Hausapotheke noch in der Reiseapotheke fehlen.

Manuka bei Sportverletzungen

Anders als der Muskelkater (siehe Seite 76), der nach etwa drei Tagen vergeht und keine bleibenden Schäden zurücklässt, zählen Muskelzerrung und Muskelfaserriss zu den Sportverletzungen. Nimmt man sie auf die leichte Schulter, und wird die Verletzung nicht vollständig auskuriert, können die betroffenen Muskelfasern vernarben. Der Muskel verliert an dieser Stelle seine Elastizität. Ursache einer Muskelverletzung ist meist eine einseitige oder ruckartige Belastung. Wird eine Muskelfaser durch Überbeanspruchung so überdehnt, dass sie an winzigen Stellen einreißt, spricht man von einer Zerrung. Beim Muskelfaserriss handelt es sich um eine größere Verletzung der Muskulatur. Die typischen Symptome sind punktartige oder stechende Schmerzen, die sich bei Druck verstärken, sowie oft eine Beule oder Delle an der verletzten Stelle. Der Muskel muss geschont werden, bis die Verletzung abgeheilt ist.

Es dauert ungefähr sechs Wochen, bis ein Muskelriss verheilt. Es dauert allerdings oft mehrere Monate, bis der verletzte Muskel wieder voll leistungsfähig ist.

Prellung, Quetschung und Bluterguss

Bei einer Prellung, Quetschung oder einem Bluterguss (Hämatom) kommt es meist zu einer Schwellung und dunklen Hautverfärbung. Ursache für den Bluterguss ist eine Verletzung der Blutgefäße an Bändern, Sehnen, Muskeln oder Knochen, so dass Blut in das Gewebe gelangt. Manuka lindert hier die Schmerzen und unterstützt den Abbau der roten Blutkörperchen. Die Schwellung bildet sich schneller zurück, und das verletzte Gewebe heilt ab.

Die Farbveränderungen beim »blauen Fleck« sind immer gleich: erst dunkelblau, dann dunkelrot, zuletzt grüngelb. Die Freude über das Farbenspiel hält sich aber sehr in Grenzen: Blaue Flecken sind sehr druckempfindlich.

Verletzungen an Sehnen und Bändern

Sehnen sind Bündel aus Bindegewebefasern, die vor allem zur Anheftung eines Muskels an den Knochen oder an das Gelenk dienen. Die Sehne überträgt den Zug des Muskels auf den Knochen, so dass sich dieser bewegt. Bänder halten und sichern die einzelnen Gelenke in ihrer Stellung. Sie sind in ihrer Struktur den Sehnen sehr ähnlich.

▶ Zur Zerrung einer Sehne oder eines Bandes kommt es, wenn Sehne oder Band über das normale Maß hinaus gedehnt werden. Der Schmerz tritt vor allem beim Beugen oder Strecken eines Gelenks auf. Dagegen kann beim Riss der mit der Sehne verbundene Muskel nicht mehr bewegt werden. Es kommt zu starken Schmerzen und einer erheblichen Schwellung. Eine derartige Verletzung muss in jedem Fall ärztlich behandelt, möglicherweise sogar operiert werden.

▶ Von einer Sehnenscheidenentzündung (Tendovaginitis) wird meist der Unterarm bzw. das Handgelenk in Mitleidenschaft gezogen. Ständige Überbelastung und einseitige Bewegung, z. B. Maschineschreiben, Fließbandarbeit, Klavierspielen oder Stricken, begünstigen die Entzündung. Bei den ersten Anzeichen einer Entzündung ist Schonung angesagt. Durch Kältebehandlung, Ultraschall oder Heilgymnastik lässt sich der Schmerz lindern. Wie bei anderen entzündlichen Prozessen kann Manuka zur Linderung der Sehnen- oder Sehnenscheidenentzündung beitragen. Es sollte jedoch nicht die einzige Therapie sein und kann die ärztliche Behandlung keinesfalls ersetzen.

Sportverletzungen mit Manuka behandeln

▶ Tragen Sie einige Tropfen Manuka unverdünnt auf die verletzte Stelle auf.

▶ Legen Sie eine Kompresse auf die betroffene Stelle. Dazu tauchen Sie einen Waschlappen oder ein Gästehandtuch in kaltes Wasser, wringen es aus und geben einige Tropfen Manuka darauf. Die Kompresse wird nach etwa 30 Minuten erneuert. Um eine Schwellung zu vermeiden, sollten Sie das betroffene Bein oder den Arm hoch lagern.

▶ Weil es die Durchblutung fördert, empfiehlt sich zur Vorbeugung ein Vollbad nach dem Sport oder eine Massage mit Manukaölmischung (siehe Seite 32).

Blasen und Wunden

Ursprünglich legte man Manukablätter direkt auf die Wunde. Heute haben wir den Vorteil, dass Manuka als Konzentrat zur Verfügung steht.

Blasen mit Manuka behandeln

Wenn man sich Blasen gelaufen hat, gibt man z. B. 5 Tropfen Manuka auf einen Wattebausch und betupft damit die wunde Stelle.

Gehen Sie Ihre neuen Schuhe zu Hause ein paar Stunden ein, oder lassen Sie sie im Schuhgeschäft dehnen. Leider müssen wir unsere Schuhe oft ausmustern, wenn sie uns am besten passen.

Schnitt-, Schürf- und Bisswunden

Achten Sie darauf, dass Sie ausreichend vor Wundstarrkrampf (Tetanus) geschützt sind. Ansonsten ist bei größerer Verletzung eine so genannte Aktiv- und Passivimpfung erforderlich.

Für die Ureinwohner von Australien war Teebaumöl das Standardmittel zur Behandlung von Wunden. Manuka hat als besonders hochwertiges Teebaumöl natürlich auch dessen antiseptische Eigenschaften. Direkt auf die Wunde aufgetragen, lindert es den Schmerz, wirkt mild desinfizierend, auch in den tieferen Hautschichten, und bekämpft nachhaltig Keime und Eitererreger. Lassen Sie eine stark blutende Wunde kurz ausbluten, bevor sie mit Manuka behandelt wird. Indem Schmutzpartikel ausgeschwemmt werden, reinigt sich die blutende Wunde gewissermaßen selbst. Beachten Sie bitte, dass bei jeder Wunde prinzipiell Tetanusgefahr besteht. Durch den Biss eines (fremden) Tiers kann auch die Tollwut übertragen werden. Bitte gehen Sie dann unbedingt zum Arzt! Ebenso ist Selbsthilfe eher schädlich, wenn die Wundränder so weit auseinanderklaffen, dass sie dringend genäht oder geklammert werden müssen.

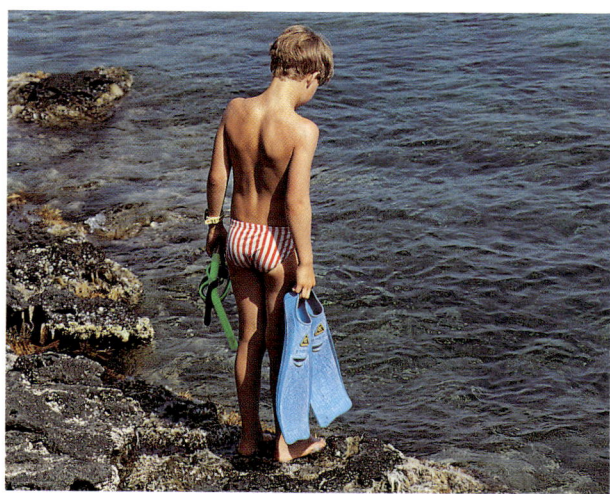

Kinder leben gefährlich. Für alle Folgen ihrer Abenteuer sollten Sie Manuka in der Hausapotheke bereithalten.

Wundbehandlung mit Manuka

▶ Reinigen Sie die Wunde gründlich mit destilliertem Wasser, und tupfen Sie sie mit etwas Manuka ab, das Sie auf eine Mullkompresse gegeben haben. Anschließend geben Sie 1 Tropfen Manuka auf ein Pflaster und decken die Wunde damit ab. Bei frischer Verletzung erfolgt diese Behandlung mehrmals täglich, später nur noch 1-mal pro Tag.

▶ Holzsplitter entfernen Sie mit einer Pinzette. Anschließend geben Sie einige Tropfen Manuka pur auf die betroffene Stelle.

Verbrennungen

Unsere Haut ist ein Organ, dessen Zellen schon nach kurzer Wärmeeinwirkung von über 49 °C geschädigt werden. Bei größeren Brandwunden verliert der Betroffene viel Flüssigkeit, was erhebliche Kreislaufbeschwerden bis hin zum Kreislaufschock zur Folge haben kann. Generell teilt man die Verbrennungen in verschiedene Grade ein:

▶ Grad I: Die Haut ist stark gerötet und teilweise schmerzhaft geschwollen.

▶ Grad II: Auf der geröteten Haut entstehen Bläschen mit klarer Flüssigkeit. Die Schmerzen nehmen zu. Schließlich brechen die Bläschen auf, und es tritt Flüssigkeit aus.

▶ Grad III: Alle Schichten der Haut sind verletzt und schwärzlich verfärbt. Weil auch die Nervenenden geschädigt sind, treten kaum Schmerzen auf. Das betroffene Gewebe stirbt ab, und möglicherweise muss eine Hauttransplantation vorgenommen werden.

Wissen Sie noch, was Sie in welcher Reihenfolge tun müssen, um einem Verbrennungsopfer zu helfen? Es gibt eine Vielzahl an Erste-Hilfe-Büchern, um für den Ernstfall gerüstet zu sein, oder besuchen Sie einen Erste-Hilfe-Kurs.

Manuka bei Verbrennungen ersten Grades

▶ Auch ein leichter Sonnenbrand ist bereits eine Verbrennung ersten Grades. Erstmaßnahme bei leichten Verbrennungen ist es, die verletzte Stelle 5 bis 10 Minuten mit kaltem Wasser zu spülen.

▶ Danach trägt man einige Tropfen Manuka pur auf die betroffene Stelle auf. Es wirkt schmerzlindernd, verhindert die Bildung von Brandblasen und unterstützt den Heilungsprozess. Zur Versorgung einer größeren Hautpartie mischen Sie eine Lotion aus 50 Milliliter Basisgel auf Wasserbasis (erhältlich in der Apotheke) und 10 Tropfen Manuka.

▶ Speziell bei Sonnenbrand wirkt ein Bad mit Meeresalgenextrakt und 5 Tropfen Manuka schmerzlindernd.

▶ Mit Manuka oder einer Brandsalbe lassen sich nur leichte Brandwunden versorgen. Eine Verbrennung zweiten oder dritten Grades muss schnellstmöglich ärztlich behandelt werden.

Bei einem Bienen- oder Hornissenstich muss der Stachel immer entfernt werden. Stiche im Mundraum können lebensgefährlich werden, denn bei starker Schwellung der Schleimhaut besteht akute Erstickungsgefahr.

Insektenstiche und Insektenbisse

Aus der Naturheilkunde der Maoris wissen wir von der positiven Wirkung des Manukaöls gegen die meisten Tiergifte. Auch in unseren Breiten ist Manuka ein außerordentlich wirksames Mittel zum Schutz vor verschiedenen Insekten.

▶ Es vertreibt Insekten einerseits durch seinen ihnen unangenehmen Geruch.

▶ Andererseits kann Manuka bei Insektenbiss oder -stich die Hautreaktion lindern, ein Anschwellen verhindern und so einer Entzündung oder einer Infektion vorbeugen.

Manuka bei Insektenstichen

▶ Reiben Sie die schmerzende, juckende Stelle sofort mit einigen Tropfen Manuka pur ein. Es wirkt desinfizierend, tötet das Insektengift möglicherweise ab und verhindert, dass es in die Blutbahn gelangt.

▶ Wenn Sie regelrecht »zerstochen« sind, machen Sie am besten ein lauwarmes Vollbad mit 8 bis 10 Tropfen Manuka, und tupfen Sie dabei die betroffenen Stellen mit einem eiskalten Waschlappen ab.

▶ Zur Vorbeugung empfiehlt es sich, Manuka in die Körperlotion zu mischen und nachts eine Aromalampe mit Manuka im Schlafzimmer aufzustellen.

Zecken

Beim Spazieren im Wald, durch Gebüsch oder über eine ungemähte Wiese streift man unbemerkt von den Pflanzen Zecken ab, die sich sofort in der Haut festsaugen. Zecken können Träger eines Virus (Erreger der Frühsommermeningoenzephalitis, der FSME) oder eines schraubenförmigen Bakteriums (»Borrelia burgdorferi« – Erreger der Borreliose) sein. Man bemerkt Zecken erst, wenn sie eine gewisse Größe erreicht haben.

▶ Eine Inspektion des ganzen Körpers nach einem Spaziergang ist daher wichtig: Je früher die Zecke entfernt und je früher Manuka aufgetragen wird, desto niedriger ist das Infektionsrisiko.

▶ Durch seine antivirale und antibakterielle Wirkung kann Manuka das Zeckengift möglicherweise neutralisieren und verhindern, dass es in die Blutbahn gelangt.

▶ Kommt es infolge eines Zeckenbisses zu Krankheitserscheinungen des Nervensystems wie Lähmung der Gesichtsmuskeln oder der Gliedmaßen, sollten Sie sich ärztlich auf Borreliose hin untersuchen lassen.

Wer in einer FSME-gefährdeten Region lebt und sich oft in der Natur aufhält, für den wäre eine FSME-Schutzimpfung durchaus zu empfehlen.

Tritt 3 bis 14 Tage nach dem Zeckenbiss grippeähnliches Fieber mit Husten, Schnupfen, Kopfschmerzen und Nackensteife auf, dann hat das Zeckenweibchen Ihnen eine Hirn(haut)entzündung übertragen, die Sie ärztlich behandeln lassen müssen.

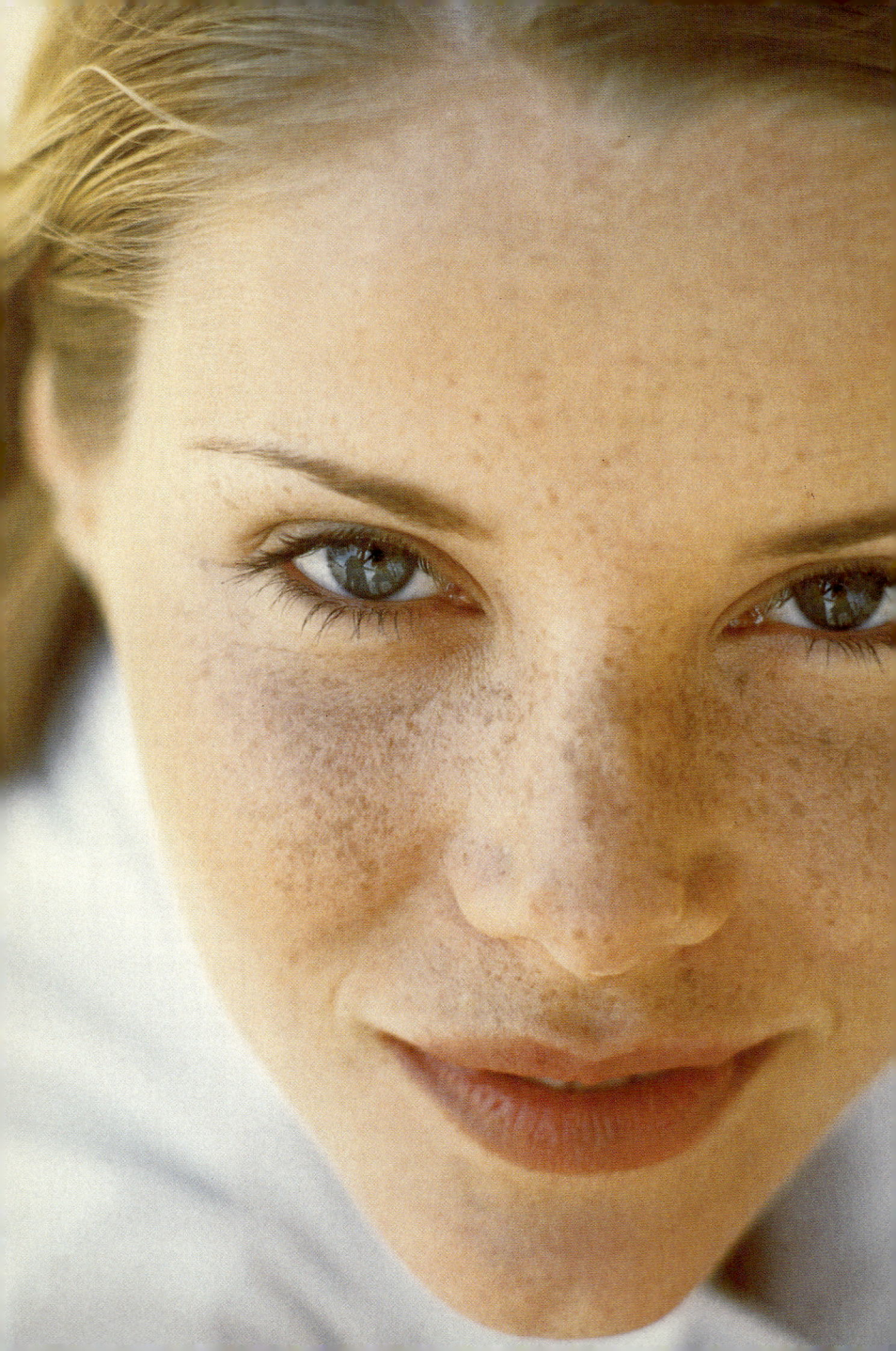

Kosmetik, Haushalt und Tierpflege

Glänzendes Haar, makellose Haut und ein tadelloses Äußeres: Nur wenige Menschen sind hier von der Natur derart reich beschenkt. Die meisten von uns müssen mit Hilfe aktiver Schönheitspflege ein wenig nachhelfen, und Manuka ist dabei ein wichtiges Mittel. Darüber hinaus lässt sich das neuseeländische Öl auch zur Haushaltsreinigung sehr vielseitig einsetzen. Und sogar unsere Haustiere können mit Manuka wunderbar sauber gehalten, gepflegt und bei Krankheit behandelt werden. Probieren Sie es aus!

Milde und wirksame Schönheitspflege

Gepflegte Haut, gepflegtes Haar und gepflegte Hände sind eine Art Visitenkarte unseres Körpers. Welcher Haut- und Haartyp man ist, ist angeboren. Eine hormonelle Umstellung jedoch (während der Pubertät, durch Schwangerschaft oder während der Wechseljahre) kann vorübergehend Haar- oder Hautprobleme verursachen, so dass man vorsichtig regulierend eingreifen muss. Auch Fehlernährung und ein Mangel an Vitaminen und Biostoffen führt zu Veränderungen an Haut und Haaren. Eine Ernährung, die viel Obst, Gemüse, Fisch und Vollkorngetreide enthält, ist deshalb sehr zu empfehlen. In einem ganzheitlichen Konzept zur Schönheitspflege spielt Manuka eine zentrale Rolle. Denn wenn es uns innerlich gut geht, sieht man uns das an. Und wenn wir uns selbst gefallen, geht es uns auch innerlich gut.

Haut, Psyche und Immunsystem gehören eng zusammen und beeinflussen sich gegenseitig. Ist eins der drei aus dem Gleichgewicht geraten, so merkt man das auch den anderen beiden an.

Für jeden Haartyp

Herkömmliche Haarwaschmittel sind oft sehr aggressiv. Sie entfetten z. B. die Kopfhaut übermäßig, was wiederum eine verstärkte Talgproduktion und noch fettigeres Haar zur Folge hat. Sie sollten daher ein eher mildes Shampoo oder gleich ein Manukashampoo verwenden. Manuka wirkt auf das Haar in vielerlei Hinsicht positiv, denn:

▶ Es kräftigt Haare und Kopfhaut.

▶ Es beseitigt Schuppen.

▶ Es reguliert die Talgproduktion der Kopfhaut, was sowohl bei fettigem als auch bei trockenem Haar von Vorteil ist.

▶ Es sorgt für Glanz, Geschmeidigkeit, gute Kämmbarkeit und fördert den Haarwuchs.

▶ Es heilt Pilzerkrankungen der Kopfhaut und hat allgemein antiseptische Wirkung.

▶ Es hilft bei Läusebefall (siehe Seite 73).

Haarpflege mit Manuka

▶ Waschen Sie Ihr Haar regelmäßig mit einem milden Shampoo, dem Sie 10 bis 15 Tropfen Manuka (auf 100 Milliliter Shampoo) beifügen.

▶ Geben Sie zur Schuppenbehandlung 5 Tropfen Manuka auf 1 Esslöffel Jojobaöl, und massieren Sie diese Mischung gut vor der Haarwäsche in die Kopfhaut ein. Zur Pflegespülung mischen Sie 10 Tropfen Manuka mit 50 Milliliter leicht angewärmtem Jojoba- oder Kokosnussöl. Diese Spülung massieren Sie in die Kopfhaut ein und lassen sie etwa 1 Stunde einwirken. Anschließend waschen Sie die Spülung mit Manukashampoo aus, wobei Sie zuerst das Shampoo und dann das Wasser auf die Haare geben, damit die Haare nicht ölig bleiben.

Pflegen Sie Haut und Haare auch von innen durch eine Kost, die reich an Zink (Haferflocken, Linsen) und Vitaminen der B-Gruppe ist (Hefeflocken, Weizenkeime, Fleisch und Fisch).

▶ Zum Ausgleich des pH-Werts der Kopfhaut machen Sie nach der Haarwäsche eine Spülung aus 3 Tropfen Manuka und 1 Esslöffel Apfelessig.

Gesichtspflege für Frauen ...

Etwa ab 30 bedarf die Haut einiger Pflege, schon allein um sie vor den widrigen Einflüssen unserer Umwelt zu schützen. Wichtig ist zunächst die gründliche Reinigung mit einer milden Reinigungsmilch. Weil sich nachts die Haut regeneriert, empfiehlt es sich, eine (nicht allzu fette) Nachtcreme zu verwenden.

Zur Intensivpflege geben Sie 2 Tropfen Manukaöl auf 50 Milliliter Nachtcreme. Oder Sie mischen selbst eine Creme aus Macadamianussöl und Aloe-vera-Gel zu gleichen Teilen. Anschließend geben Sie 2 Tropfen Manukaöl auf 50 Milliliter dieser Mischung. Je nach Hauttyp fügen Sie folgende Ingredienzen hinzu:

▶ Bei fettiger Haut 4 Tropfen Palmarosa- oder Rosenholzöl

▶ Bei blasser Haut 2 Tropfen Rosenholzöl und 1 Tropfen Zitronensaft

▶ Bei empfindlicher Haut 2 Tropfen Lavendelöl

... und für Männer

Auch gegen Rasurbrand, der sich als lang anhaltende Rötung und Schwellung der Haut zeigt, können Sie Manukaöl verwenden.

▶ Am besten tragen Sie schon vor der Rasur zur milden Desinfektion Manukaöl pur auf. Lassen Sie die Haut trocknen, und rasieren Sie sich dann.

▶ Nach der Rasur massieren Sie eine mit Manuka angerührte Gesichtscreme in die Haut ein: Versetzen Sie Ihre Feuchtigkeitscreme mit 3 Tropfen Manuka auf 1 Teelöffel Creme.

Die Inhaltsstoffe von Manuka wirken ganzheitlich, d. h. sie beeinflussen das Trigonum (bestehend aus Hypophyse, Hypothalamus und dem Limbischen System), das für unsere Gefühle zuständig ist.

Zellulite (Orangenhaut)

»Zellulite« ist die Bezeichnung für eine nicht entzündliche (häufig veranlagungsbedingte) Bindegewebsschwäche. Oft sind jüngere Frauen betroffen, wobei das
Problem durch Bewegungsmangel, Übergewicht und
falsche Ernährung verstärkt wird. Am Oberschenkel-
und Gesäßmuskel ist die Haut schlaff und netzartig ein-
gezogen. Es zeigen sich buckelige Unregelmäßigkeiten,
die an das Aussehen einer Orangenschale erinnern. Me-
dizinisch gesehen handelt es sich um eine Störung der
Fettverteilung, bei der sich die im Unterhautfettgewebe
liegenden Fettzellen vergrößern und durch das elasti-
sche Bindegewebe sichtbar nach außen dringen. Die
weibliche Bindegewebestruktur begünstigt das Entstehen der Zellulite. Eine ursächliche Therapie der Orangenhaut ist bisher nicht möglich, man kann lediglich
versuchen, durch Gewichtsreduktion und körperliches
Training das Bindegewebe zu straffen. Die tägliche
Bürstenmassage (trocken mit einer Naturbürste von
den Füßen aufwärts in Richtung Herz) regt den Stoffwechsel an und hilft beim Abbau von Schlacken. Diesen
Vorgang unterstützen Sie durch eine milde Pflege-
lotion, die Sie nach dem Trockenbürsten einmassieren.

Manuka in der Körperlotion oder in der Gesichtscreme reguliert die Feuchtigkeit und fördert die Durchblutung. Ihre Haut wird sich spürbar und sichtbar erholen.

Manukalotion für straffes Bindegewebe

▶ Mischen Sie 5 Tropfen Manukaöl mit je 10 Tropfen
Zypressen- und Lavendelöl, und geben Sie diese Mischung in 60 Milliliter Jojobaöl, das Sie gründlich mit
40 Milliliter Aloe-vera-Gel verrührt haben.
▶ Trinken Sie täglich mindestens 2 Liter Mineralwasser
oder Entschlackungstee, machen Sie regelmäßig Gymnastik, und ernähren Sie sich fettarm. Auch das strafft
das Bindegewebe.

Manuka im Haushalt

In immer mehr Haushalten werden Desinfektionsreiniger verwendet, was in einer Wohnung mit gesunden Menschen völlig überflüssig ist. Ein keimfreier Haushalt ist überhaupt nicht erstrebenswert, denn unser Körper braucht die Erreger, um entsprechende Antikörper entwickeln zu können. Hinzu kommt, dass Viren und Bakterien in zunehmendem Maß gegen chemische Desinfektionsmittel widerstandsfähig (resistent) werden und den Angriff überleben. Ziel der Haushaltsreinigung sollte es also sein, ein möglichst gesundes Gleichgewicht zu halten, und Manuka spielt hier durch seine antiseptischen Eigenschaften eine ganz zentrale Rolle.

Geschirrabwasch

▶ Mischen Sie zur Bereitung eines umweltschonenden Standardreinigers 5 Tropfen Manukaöl in 500 Milliliter Spülmittelkonzentrat.

▶ Geben Sie zusätzlich zu Ihrem herkömmlichen Geschirrspülmittel 1 Tropfen Manukaöl ins heiße Abwaschwasser. Reinigen Sie auch Spültuch, -schwamm oder -bürste mit Manuka, und lassen Sie sie nach dem Gebrauch trocknen.

▶ Zur Verwendung in der Spülmaschine geben Sie 1 bis 2 Tropfen Manukaöl direkt in die Pulverkammer oder auf die Reinigungstablette.

Haushaltsreinigung

▶ Zur Reinigung der Fußböden geben Sie 20 Tropfen Manukaöl in 10 Liter Wasser mit etwas mildem Reinigungsmittel, z. B. auf Molkebasis.

▶ Wenn Sie ein mild antiseptisches Reinigungsmittel auf Vorrat mischen wollen, geben Sie 30 Tropfen Manu-

Glücklicherweise verwenden immer mehr Menschen biologisch abbaubare Putzmittel. Das kommt nicht nur der Umwelt zugute, sondern auch uns selbst.

ka in eine Literflasche mit Haushaltsreiniger (auf Molkebasis), und schütteln Sie die Mischung vor jeder Anwendung gut durch. Sie erhalten so einen biologisch abbaubaren, antiseptischen Reiniger, der ohne gesundheitliche Beeinträchtigung, ohne Geruchsbelästigung anwendbar ist. Lieber sparsam und öfter verwenden!

Luftreinigung

Während der Heizperiode verbessert man das Raumklima durch Luftbefeuchter und macht damit auch eine unauffällige Form der Aromatherapie. Wenn man die Befeuchter nur selten reinigt, bildet sich darin möglicherweise Schimmelpilz, dessen Sporen sich im Raum verteilen.

Eine Balance zwischen Hygiene und Behaglichkeit ist wichtig, damit man sich in seinem Zuhause wirklich wohl fühlt. Vermutlich ist Manuka für Sie da genau das Richtige.

▶ Geben Sie zur Desinfektion in den Luftbefeuchter, je nach Größe, 3 bis 6 Tropfen Manukaöl. Es verhindert die Schimmelpilzbildung, und gerade Menschen mit empfindlichen Atemwegen wissen diese Reinhaltung der Luft sehr zu schätzen.

Waschmittel

Manuka eignet sich hervorragend zur Desinfektion von Kleidung, Windeln etc. Auf diese Weise werden auch Hausstaubmilben, die oft Allergien auslösen, abgetötet.

▶ Bei Maschinenwäsche (bis 60 °C) geben Sie 30 Tropfen Manukaöl in das Waschpulverfach. Noch besser ist es, dieselbe Menge Manuka mit Flüssigwaschmittel zu mischen.

▶ Bei Handwäsche geben Sie bis zu 30 Tropfen Manuka auf 1 Liter Wasser. Weichen Sie die Wäsche gründlich ein.

▶ Zur Wollwäsche (Wollsiegelqualität sollte auf dem Etikett garantiert sein) mischen Sie 1 Tropfen Manuka in den Weichspüler bzw. in das Wollwaschmittel.

Tierpflege mit Manuka

Längst haben Tierhalter und Tierärzte die pflegende und antiseptische Wirkung der Teebaumöle erkannt. In Australien und Neuseeland ist es inzwischen üblich, in der Tierpflege zunächst einmal Teebaumöl bzw. Manuka anzuwenden, bevor synthetische Substanzen zum Einsatz kommen.

▶ Bei kleinen Tieren wie Hamstern, Vögeln, Mäusen, Zwerghasen oder Zwergkaninchen, außerdem bei allen jungen Tieren sollten Sie Manuka nicht pur anwenden, sondern verdünnt mit Avocado-, Mandel- oder Olivenöl.

▶ Größere und erwachsene Tiere können dagegen sehr gut mit Manuka pur behandelt werden. Doch genügt auch hier eine geringe Dosierung, weil die Tiere eine sehr feine und empfindliche Nase haben.

Der Umgang mit Tieren erfordert grundsätzlich viel Erfahrung. Nur dann kann man einschätzen, ob man mit Manuka behandelt oder vielleicht doch besser zum Tierarzt geht.

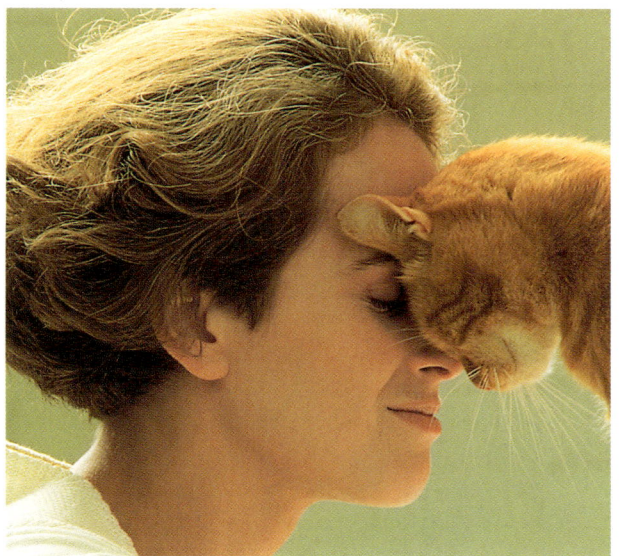

Wenn Ihre Vierbeiner voller Ungeziefer von ihren nächtlichen Ausflügen zurückkehren, hilft eine ausgiebige Fellpflege mit Manuka.

Fellpflege mit Manuka

Grundsätzlich pflegen sich die Tiere selbst sehr gründlich. Tierbesitzer sollten in diese Eigenregulation nur in Ausnahmefällen eingreifen, etwa bei starker Verschmutzung oder bei Befall mit Ungeziefern.

▶ Zur Fellpflege mischen Sie dem Tiershampoo einige Tropfen Manuka bei (etwa 5 Tropfen auf 2 Esslöffel Shampoo). Lassen Sie das Shampoo einige Minuten einwirken, und waschen Sie es dann mit viel warmem Wasser aus.

▶ Bei Befall mit Flöhen oder anderem Ungeziefer nehmen Sie diese Prozedur 1-mal pro Woche vor.

▶ Gewöhnlich reicht es vollkommen aus, das Tier abzureiben. Dazu geben Sie, je nach Größe des Tiers, 10 bis 20 Tropfen Manuka auf einen Schwamm, reiben das Tier damit ab und bürsten das Fell anschließend gründlich aus.

Im Speichel der Tiere sind Substanzen enthalten, die die Wundheilung fördern. In diesen natürlichen Mechanismus sollte der Mensch nicht ohne Not eingreifen.

Ungeziefer bekämpfen

▶ Bei Floh- oder Läusebefall tragen Sie 10 bis 20 Tropfen Manuka auf das Fell auf und verteilen es durch gründliches Bürsten im Fell. Diese Anwendung wiederholen Sie, bis keine Ungeziefer mehr nachgekommen oder alle Nissen mechanisch entfernt sind. Auch müssen

Vorsicht bei Flohekzem

Wenn sich das Tier am Hals, unter dem Kinn oder an der Schwanzwurzel aufkratzt, wenn unter seinem Fell Verkrustungen zu tasten sind und die Haut blutet oder sogar die Haare ausgebissen sind, hat das Tier vermutlich allergisch auf den Flohbiss reagiert. In diesem Fall sollten Sie unbedingt zum Tierarzt gehen.

die Läuseeier gründlich ausgekämmt werden (siehe auch Seite 73). Weichen Sie Hundedecken und Katzenkissen etc. in Wasser ein, dem Sie einige Tropfen reines Manuka hinzugefügt haben. Zur Linderung des Juckreizes sollten Sie Ihr Haustier in dieser Zeit auch regelmäßig shampoonieren und waschen.

▶ Wenn Ihr Tier von Zecken gebissen wurde, hilft Manuka, die Zecke wieder sanft aus der Haut herauszudrehen. Dazu tragen Sie einige Tropfen Manuka direkt auf die Bissstelle auf und drehen nach einigen Minuten die Zecke heraus. Achten Sie darauf, dass Sie auch den Kopf der Zecke entfernen. Anschließend geben Sie nochmals Manuka pur auf die betroffene Stelle, um eine Infektion zu verhindern.

▶ Zur Vorbeugung gegen Insektenstiche mischen Sie 15 Tropfen Manuka mit 100 Milliliter destilliertem Wasser und geben die Mischung in eine Sprühflasche (wie sie auch zum Besprühen von Zimmerpflanzen verwendet wird). Sprühen Sie das Tier regelmäßig damit ein, vor allem an den gefährdeten Stellen (Ohr, Schwanz, Pferdemähne). Ist das Tier bereits gestochen worden, massieren Sie zur Linderung des Juckreizes und der Entzündung einige Tropfen Manuka pur auf der betroffenen Stelle ein.

Wundbehandlung

Kleinere Verletzungen (auch durch Satteldruck oder infolge einer Hufentzündung beim Pferd) lassen sich mit Manuka sehr gut behandeln.

▶ Dazu geben Sie 3 bis 5 Tropfen auf ein sauberes Tuch und betupfen damit vorsichtig die Wunde.

▶ Bei frischer Verletzung sollten Sie Manuka mindestens 3-mal täglich anwenden. Unter Umständen legen Sie zum Schutz der Wunde eine Kompresse auf.

An einem Problem kann allerdings auch Manuka nichts ändern: dass das verletzte Tier sich nur widerwillig berühren und behandeln lässt. Im Gegensatz zum Menschen ist auch das intelligenteste Tier von der herausragenden Qualität von Manuka nur schwer zu überzeugen.

Impressum
© 1998 Südwest Verlag
GmbH in der Verlags-
haus Goethestraße
GmbH & Co. KG,
München

Redaktion:
Christine Pitzke,
Gabriele Otto
Projektleitung:
Dr. Alex Klubertanz
Redaktionsleitung
und medizinische
Fachberatung:
Dr. med. Christiane Lentz
Bildredaktion:
Sabine Kestler
Produktion:
Manfred Metzger
Umschlag:
Manuela Hutschen-
reiter, München
Layout:
Wolfgang Lehner
DTP:
Matthias Liesendahl

Printed in Italy
Gedruckt auf chlor-
und säurearmem Papier

ISBN 3-517-08032-2

Über den Autor

Andreas Ende ist Heilpraktiker mit Praxen in Wegberg und Koblenz, Referent und Mitglied im wissenschaftlichen Beirat der Rudolf-Siener-Stiftung sowie Mitglied im »Arbeitskreis für funktionelle Medizin« an der Grieshaber-Akademie.

Literatur

Bulla, Gisela: Natürliche Heilung durch Aromatherapie Südwest Verlag. 4. Auflage, München 1997
Drury, Susan: Die Geheimnisse des Teebaums. Windpferd Verlag. Aitrang 1992
Ende, Andreas: Manuka. Heilmittel der Maoris. Helfer Verlag. Bad Homburg 1997
Kluge, Heidelore: Durch Teebaumöl gesund und schön. Südwest Verlag. 17. Auflage, München 1998
Schaenzler, Nicole: Erkrankungen natürlich behandeln mit Teebaumöl. Südwest Verlag. München 1998

Bezugsquelle

Neumond, 82211 Herrsching, Tel.: 08152 / 8800, Fax: 08152 / 2211

Hinweis

Bildnachweis

AKG, Berlin: 9; Bilderberg, Hamburg: 4 (Arno Gasteiger), 47 (Wolfgang Kunz); Das Fotoarchiv, Essen: 96 (Thomas Mayer); Südwest Verlag, München: 26, 40 (Michael Nagy), 59 (Jump); Tony Stone, München: 16 (Rene Sheret), 70 (Gerard Loucel), 80 (Charles Thatcher), 100 (James Darell); Transglobe Agency, Hamburg: 1 (Gisela Caspersen), 20 (N.N.), 92 (Dave Joyner), 107 (Clement/Jerrican)

Abszesse 41f.
Akne 43f.
Akupressur 38f.
Akupunktur 39
Allergenkarenz 46
Allergien 46f., 51
Allylhexanoat 13
Antibakteriell 18f.
Antibiotika 12
Antihistaminisch 19
Antimykotisch 18f.
Antiviral 18f.
Aromatherapie 35f.
Arthritis urica
    → Gicht
Asthma 44ff.
Atemwege 45
Augentrost 89
Avocadoöl 27

Babypflege 90f.
Bad 29ff.
Bänder 94
Beinwell 89
Beta-Terpinol 13
Bisswunden 96
Blasen 95
Blasenentzündung 48f.
Bluterguss 94
Blutwurz 89
Bronchitis 44ff.

Chi 39
Chronische Poly-
    arthritis 81
Cineol 13, 16f., 19
Cymene 13

Darmpilze 49f.
Dekubitus
    → Wundliegen

Eibisch 89
Erkältung 64f.
Erste Hilfe 93ff.
Eucalyptol
    → Cineol

Fellpflege 108
Fieber 68f.
Flohekzem 108
Fluor 89
Frostbeulen 53
Furunkel 41f.
Fußpilz 59f.

Ganzheitliche Medizin
    38f.
Genitalherpes 57
Geschirrabwasch 105
Gesichtspflege 103
Gicht 81f.
Grippaler Infekt 66f.
Grippe 62, 66f.
Gurgeln 34
Gürtelrose 56, 58
Gymnastik 76

Haarpflege 102f.
Halsweh 62, 66
Hämorrhoiden 55
Hand- und Fußbad 30f.
Harnröhrenentzündung
    48f.
Haushalt 105f.

Haushaltsreinigung
    105f.
Hautentzündungen
    50ff.
Hautpilz 59f.
Herpes simplex 56f.
Hexenschuss 76f.
Hirnanhangsdrüse 15
Histamin 14
Hühneraugen 53f.
Husten 44ff.
Hypophyse
    → Hirnanhangsdrüse

Immunsystem 6, 63f.
Infektanfälligkeit 62ff.
Inhalation 29, 35
Insektenbisse 98
Insektenstiche 98f.
Intertrigo → »Wolf«
Isländisch Moos 89

Jojobaöl 27

Kamille 89
Karbunkel 41
Karies 87f.
KBA 23
Kompressen 33
Kontaktekzem 51
Kortisol 15
Kosmetik 101ff.
Krampfadern 70f.
Krätze 73, 75

Läusebefall 73f.
Lavendelöl 36

Lindenblütentee 68f.
Lippenherpes 56
L-Terpinol 13
Luftreinigung 106
Lymphozyten 15

Macadamianussöl 27
Mandelöl 27
Massage 29, 32f.
Melissenöl 36
Meridiane 38f.
Milch 28
Mitesser 43f.
Monoterpene 15, 19
Mundgeruch 87, 89
Mundspülung 34
Muskelschmerzen 76f.
Mykose 59
Myrrhe 89

Nagelfalzentzündung
     59, 61
Nebenhöhlen-
     entzündung 78f.
Nebenwirkungen 18
Neurodermitis 51

Ohrenentzündung 78ff.
Ohrenschmerzen 79f.
Olivenöl 27
Orangenhaut
     → Zellulite

Paronychie → Nagel-
     falzentzündung
Penfold-Studie 10
Penizillin 12

Pfefferminzöl 36
Pheromone 14
Pickel 43f.
Pinene 13
Prellung 94

Quetschung 94

Ratanhia 89
Reflexzonenmassage 39
Rheumatische Erkran-
     kungen 81f.
Rosmarinöl 36

Salbei 89
Salbeiöl 36
Schnittwunden 96
Schuppenflechte 52
Schürfwunden 96
Schwarzkümmelöl 47
Schweißfüße 54
Schwitzkur 69
Sehnen 94
Sesquiterpene 14, 19
Sesquiterpenole 15, 19
Sesquiterpinenalkohol
     13
Sesquiterpinene 13
Sinusitis → Neben-
     höhlenentzündung
Sitzbad 31
Skabies
     → Krätze
Sportverletzungen 93ff.
Spülung 29, 31f.

Terpine 13

Terpinole 13
Thymianöl 36
Tierpflege 107ff.
Trigonum 36
Triketone 14, 19

Ulcus cruris → Unter-
     schenkelgeschwüre
Umschläge 34
Ungeziefer 108
Unterschenkel-
     geschwüre 72f.

Vaginalentzündung 83f.
Vaginalpilz 83f.
Venenprobleme 15
Verbrennungen 97ff.
Verrucae → Warzen
Viridifloren 13
Viridiflorol 15
Vollbad 29f.

Wadenwickel 68f.
Walnussöl 27
Warzen 85
Waschmittel 106
Weizenkeimöl 28
»Wolf« 85f.
Wundbehandlung 109
Wunden 95ff.
Wundliegen 85f.

Zahnfleischentzündung
     87f.
Zahnschmerzen 87f.
Zecken 99
Zellulite 104